なぜ先天性風疹症候群はなくならないのか……。
風疹の現状とワクチン接種について、ガラパゴス化した国・日本からの告発の書！

りんくう総合医療センター産婦人科　荻田和秀

風疹をめぐる旅

～消される「子ども」・「笑われる」国～

金子あつし

読書日和

旅の道しるべ ー目次ー

第1章　せめてこの章だけでも読んで！　風疹に関する基礎知識　8

第2章　風疹をめぐる歴史　20

第３章　ＣＲＳを生きる　76

第1章

せめてこの章だけでも読んで！
風疹に関する基礎知識

旅の始まり

本書は、医学や歴史などさまざまな面から風疹についてせまった本である。筆者としてはさまざまな面から取り上げる意義を感じ執筆したのだが、一方で本書を読んですべての情報を得たいと思う読者は少ないかもしれない。それでもぜひ、本章だけは読んでほしい。本章を通して風疹はどんな病気なのか、妊娠中の女性に感染すると胎児にどんな影響が出るのか、そして予防接種を受ければ感染が防げることを知っていただければ幸いである。

そもそも風疹とは、どんな病気なのか？

風疹は発熱、発疹、リンパ節の腫《は》れの３つの症状を特徴とするウイルスによる感染症である。麻疹（はしか）と症状が似ているが、症状が出る期間がそれより短いため「３日はしか」と呼ばれることもある。

ウイルスに感染後、14〜21日の潜伏期間を経て症状があらわれる（感染後に症状があらわれることを、「顕性感染」という）。３つの症状すべてがあらわれる人もいれば、３つのうち１つないし２つあらわれる人もいる。また、感染したからといって必ず症状が出るわけではない。感染しても明らかな症状が出ない（「不顕性感染」という）人が、感染者のうち15〜30％程度いるとみられる。

発熱の症状が出るのは、患者のうち約半数程度。発熱したとしても、微熱が出るだけのこともある。

発疹は淡い紅色の小さいものが、顔や体幹（胴体のこと。人体のうち頭と首・手足を除いた部分）にできるが、数日で消えることが多い。リンパ節の腫れ（特に耳や頭の後ろ、首の腫れ）は、発疹が出る数日前から始まり3～6週間続く。せきや鼻づまり、のどの痛みといった症状は、出ることはあるが軽症で済むことが多い。

基本的には、予後が良好な病気だ。まれに出血を止めるために大切な血小板が減少し血が止まりにくくなる血小板減少性紫斑病や、頭痛などの症状が出る急性脳炎などの合併症が起こることもあるが、これらの予後もほとんど良好である。

ただし、だからといって対策を怠ってはいけない。この病気は、２つの点でたいへんやっかいなのである。

妊婦が感染すると、胎児に重大な影響が

風疹の最もやっかいなところは、妊娠中の女性が感染すると胎児（と結果としてその家族）に重大な影響を及《およ》ぼす可能性があるということだ。妊娠中の女性が感染すると、死産・流産につながったり生まれてくる子どもが先天性風疹症候群になり、障害を持って生まれてきたりする可能性がある。妊婦が風疹に顕性感染した場合、妊娠１カ月で50％以上、２カ月で35％程度、３カ月で18％程度、４カ月で８％程度の確率で先天性風疹症候群の子どもが生まれてくる。また、母親に症状があらわれない場合で

も、先天性風疹症候群の子どもが生まれることがある（先天性風疹症候群は英語名〈Congenital Rubella Syndrome〉の頭文字をとって、CRSと呼ばれることもある。本書では、以後CRSと記すことにする）。

CRSは、風疹ウイルスが胎児の細胞に感染し細胞分裂がおさえられることで起こる病気である。眼の障害、難聴、心疾患が、3大症状といわれている。妊娠2カ月までに風疹にかかると、生まれてくる子どもに3大症状のうち2つ以上の症状があらわれることが多い。このほかにも、肝脾腫《かんひしゅ》や血小板減少、発育遅滞、精神発達遅滞などの症状があらわれることがある。また、妊娠2カ月すぎから妊娠5カ月までの間の感染では、生まれてくる子どもに難聴があらわれる場合がある。

強い感染力

風疹は発疹があらわれる前後約1週間の間に、せきやくしゃみを通じて感染することがある。その感染力の強さも、やっかいである。風疹の基本再生産数（1人の感染者が、免疫がない人たちの集団の中に入ったときに、その感染者から平均で何人が感染するかを表した数）は7～9であり、インフルエンザ（2～3）などほかの感染症に比べて高い。

繰り返される流行

日本では、風疹の流行が繰り返し起こっている。20世紀後半だけで、５度の流行が起こっている。21世紀に入ってからも、２００４年と２０１１年～２０１４年の２度にわたり流行している。感受性者（免疫がなく風疹を発症するおそれのある人）がまだ数百万人いるとみられることから、今後も流行することが懸念される。

ひとたび流行すれば、万単位の患者が出ることも風疹の大きな特徴だ。２０１１年～２０１４年の流行の際は、４年間で合計１７４２９人もの患者が出た。また、２０１１年から２０１４年までの間に45人のＣＲＳの子どもが生まれている。

直近の流行は、若年層を直撃！

２０１１年～２０１４年の流行では２００４年の流行と比べ患者数は半分に満たないにもかかわらず、４倍以上のＣＲＳの子どもが生まれている。その背景として、20代前半から30代前半の女性の患者数が多かったことが挙げられる。

男女別にみると、男性の方が患者数は多い。２０１１年～２０１５年第25週までの風疹報告数は男性１３３０５人、女性４２１４人で、男性が女性の約３倍となっている。特に30代の男性患者の多さが、きわだっていた。男性患者を年齢別にみると、２０１１～２０１２年では30代前半、２０１３年では30代後半が多かった。

職場感染が多かったのも、２０１１年～２０１４年の流行の大きな特徴だ。国立感染症研究所による２０１３年１月～９月11日の感染症発生動向調査によれば、感染原因・感染経路について記載のあった３６５０人のうち、職場と記載した者（31．６％）が最も多く、次いで家族（18．９％）、学校（４．０％）の順に多かった。特に20歳から60歳までの男性で、職場と記載した者が多かった。

若者に感染者が集中したのはなぜか？

20代、30代（の特に男性）に感染者が集中したのは、なぜだろうか。それは、抗体保有率および予防接種の接種率と密接な関係がある。

風疹は１度抗体ができれば、感染することはほぼない。ところが、ワクチン接種を受けておらず抗体を持っていない者が30代～50代の男性を中心に多いのだ。おもに２０１４年７月～９月に17都府県で行われた調査によれば、抗体陽性と判定される抗体価１：８以上だった男性の割合は、35～39歳群で82％、40～44歳群で79％、45～49歳群で74％、50～54歳群で77％にすぎなかった。女性では70歳以上群を除くすべての年齢群で90％以上をこえていることを考えると、これらは著しく低い数字だと言える。

抗体保有率が男女や世代によって異なるのは、予防接種を受けた者の割合が男女や世代によって異なるからだ。

国立感染症研究所が発表した『年齢・年齢群別の風疹予防接種状況２０１４』によれば、25歳以上の男性の70％以上が予防接種を受けたかどうか不明と回答している。また受けたかどうか記憶している人のうち、25歳以上39歳以下の25％以上、40歳以上44

図2．年齢／年齢群別風疹抗体保有状況（HI抗体価1:8以上）の年別比較－2012~2014年度
（2015年3月現在暫定値）

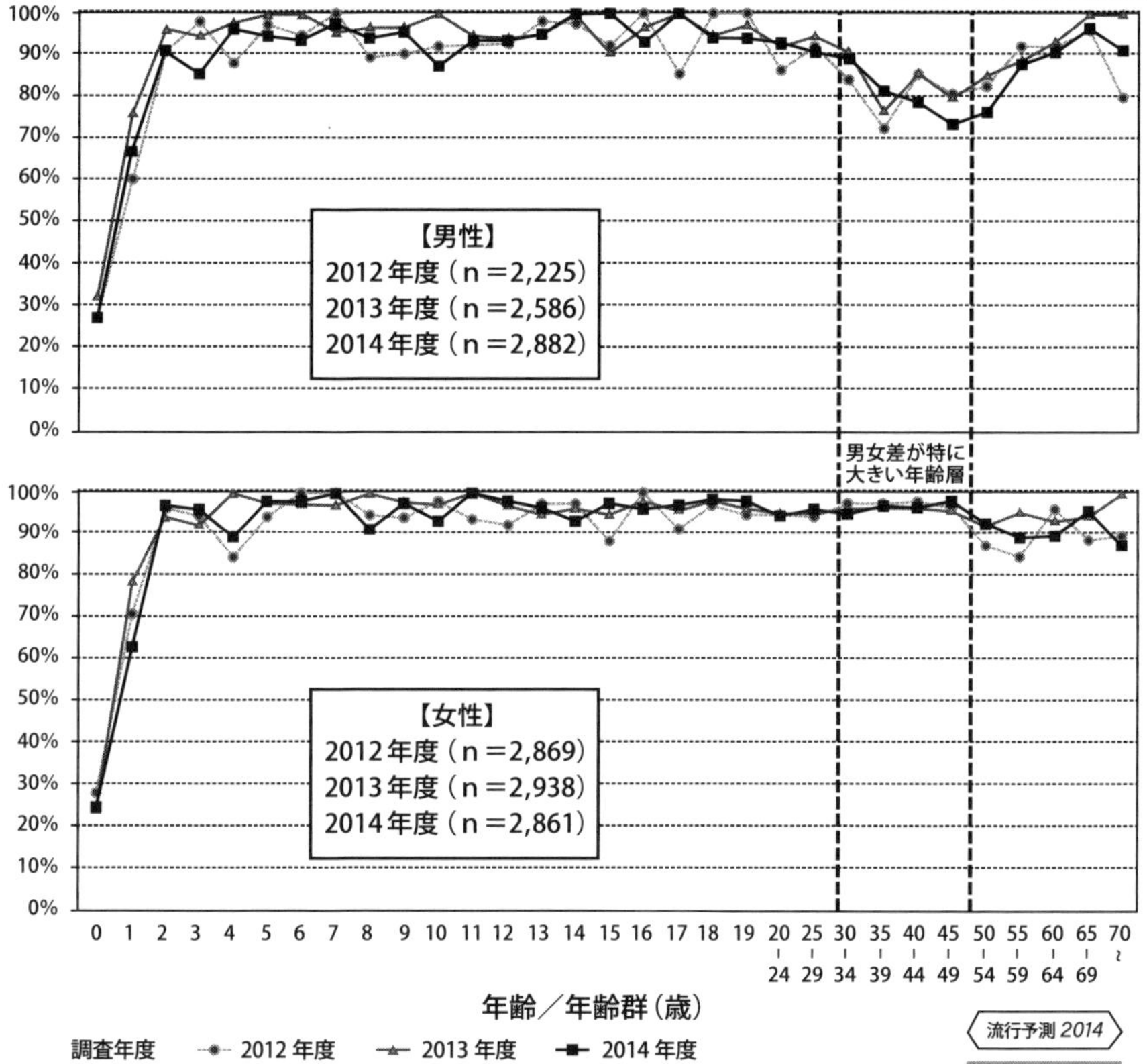

※国立感染症研究所 オフィシャルサイトより（数値はそのままに、モノクロ印刷用に調整しています）
https://www.niid.go.jp/niid/ja/iasr-sp/2315-related-articles/related-articles-425/5784-dj4259.html

歳以下の50％以上が１度も受けていないと回答している。

男性に比べれば女性の接種率は比較的高いが、それでも安心できる数字ではない。９割以上が１度は予防接種をしている10代以下に比べると、20代以上の未接種率は高いと言わざるをえない。

接種率に世代間で差があるのは、国の予防接種政策がころころと変わってきた歴史があるからだ。そのことについては、第2章「風疹をめぐる歴史」で詳しくふれる。ここではぜひ下の表を見て、自分は予防接種を受けているかどうか確認してほしい。

「NHK　NWES　WEB　ストップ風疹～赤ちゃんを守れ～」ホームページ（http://www.nhk.or.jp/d-navi/stopfushin/index.html）より

とにもかくにも、予防接種

風疹に感染しないためには、とにもかくにも2回予防接種を受け抗体を得ることが必要だ。

風疹の抗体を持っているかどうかを確認するにはどうすればよいか。1987年以降に生まれた人の場合、母子手帳に予防接種を受けている旨が記載されているることがある。まずは、母子手帳を調べてみよう。

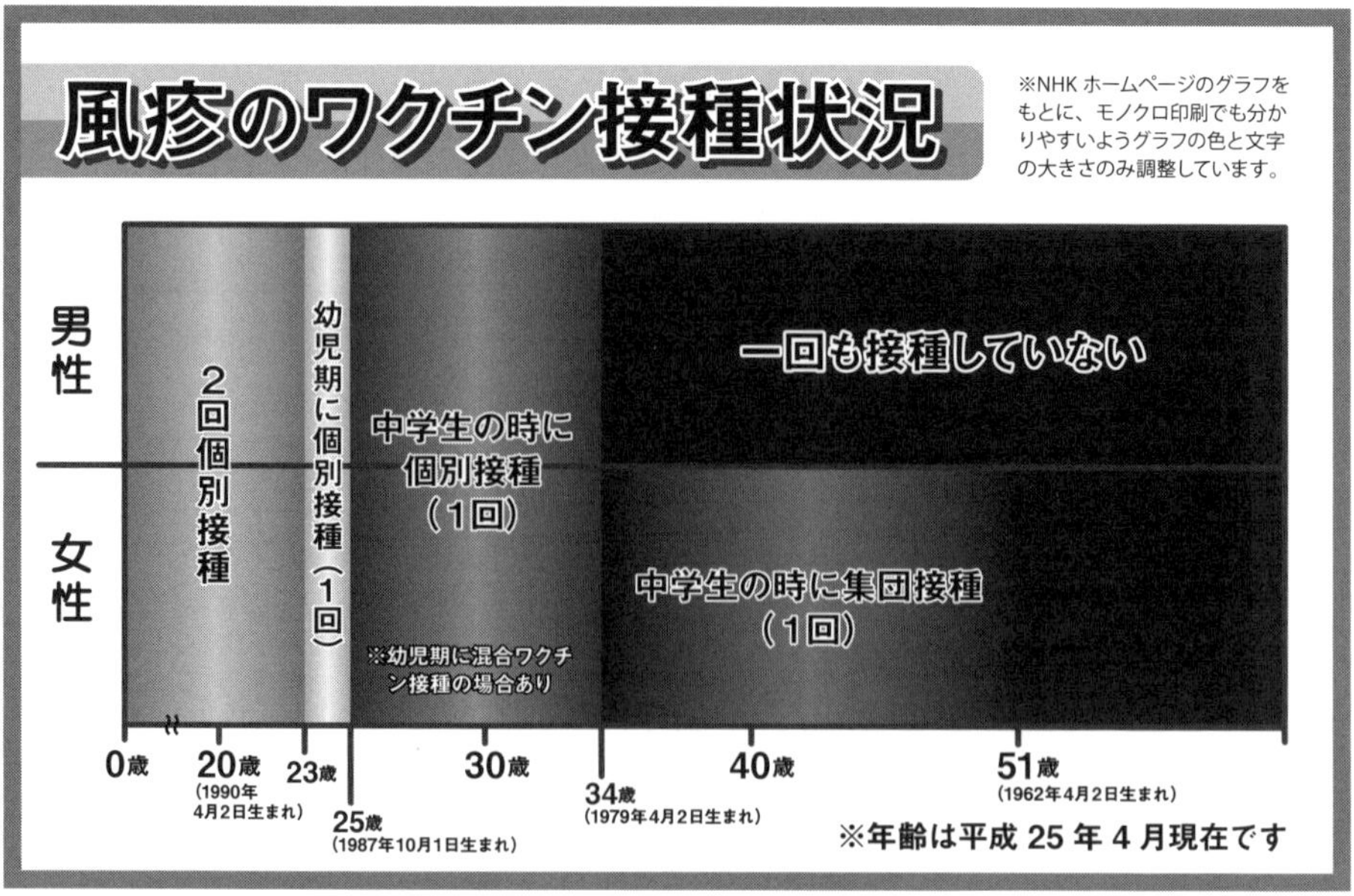

※NHK ホームページのグラフをもとに、モノクロ印刷でも分かりやすいようグラフの色と文字の大きさのみ調整しています。

母子手帳が見当たらないなど抗体を持っているかどうかを確認できない場合は、抗体検査で確認することができる。

抗体検査は、保健所や病院で受けられる。費用は５０００円〜６０００円のところが多いようだが、自由診療（国民健康保険などの公的医療保険制度の枠外の診療価格は医療機関が自由に決めてよい）で病院によって異なる。安く受けたいなら、いくつかの病院に値段を聞いてから受けるところを決めるといいだろう。

市町村によっては、妊娠を希望する女性やその配偶者などに対し無料で検査を行っているところがある。また、検査で抗体が不十分と判定された方を対象に、予防接種の費用の補助を行っている市町村もある。お住まいの市町村で無料で検査を受けられるかどうかなど詳しくは、市町村のホームページで確認してほしい。「抗体検査」とお住まいの市町村名の２つをグーグルなどの検索エンジンに入力して検索すれば、知りたい情報が得られると思う。

抗体検査を受けずに、予防接種を受けることもできる。抗体をすでに持っている人が予防接種を受けても、問題ないからだ。再接種すれば抗体価が上がり、接種前よりかかりにくくなる。抗体検査が無料にならない人からすれば、検査を受けてから予防接種を受けるより安く済む。

現在、風疹抗体の獲得を目的として予防接種で使われているのが、ＭＲワクチン（麻疹・風疹ワクチン）だ。その名の通り、麻疹ウイルスと風疹ウイルスの毒性を弱めたウイルスが使われているワクチンで、日本では2006年4月から使われている。

MRワクチンは数あるワクチンの中でも、きわめて安全なことで知られている。だが、副反応がまったくないわけではない。ごくまれにではあるが、接種から7日～10日たった後に発熱や発疹、関節痛などの副反応が出ることがある。ただこれらの副反応は起こったとしても、1日～3日でおさまることがほとんどだ。

ただし、だからといって油断は禁物だ。これはMRワクチン以外の予防接種でも注意する必要があることだが、接種する際は接種当日は激しい運動はひかえる、注射されたところはこすらないようにするといった注意が必要だ。また女性の場合、接種後2カ月の避妊が必要となる（男性の場合、接種後の避妊は必要ない）。ウイルスが増えて胎児に影響を及ぼすことを避けるため、妊娠中は予防接種を受けることができない。

費用は病院により異なるが、1万円前後のところが多いようだ。抗体検査と同じで自由診療であるため、安く受けたいならいくつかの病院に値段を聞いてから決めるといいだろう。

「自分は、過去にかかったことがあるから大丈夫」と思われている方もおられるかもしれないが、実は風疹と症状が似た別の病気にかかっていて抗体を持っていないというケースもある。あやふやな記憶を頼りに、抗体があると決めつけない方がいい。繰り返しになるが、抗体をすでに持っている人が予防接種を受けても問題はない。感染を防ぐには、「あやふやな記憶より、たしかな予防接種」が必要だ。

ワクチン不足で受けられない!?

接種の必要性は認識できたけれど、肝心のワクチンが病院になくて受けられない……。２０１６年夏以降、そんな事態が起こっている。

ＭＲワクチンは、２０１５年10月30日に北里第一三共ワクチン株式会社（日本国内で使われているＭＲワクチンを製造しているメーカー３社のうちの１つ）が製造したものを自主回収したうえ、新規の出荷を停止したことから品薄状態が続いていた（自主回収をしたのは、有効期限内にワクチンの効き目が弱くなってしまうことが分かったため。安全性に問題があったわけではない）。

さらに２０１６年夏以降、麻疹患者が相次いで発生したことを機に短期間のうちに多くの人が接種したことから、地域によっては不足していると嘆かれるほど深刻な品薄状態となった。

接種したいが自分が暮らす市町村の医療機関にＭＲワクチンの在庫がないという場合、風疹から身を守るにはどうすればよいか。

まず定期接種の対象の子どもがおられたら、なるべく定期接種期間の間に受けさせてほしい。なおワクチンが不足していて定期接種の期間中に受けさせられなかった場合でも、無料で（お住まいの自治体が費用を負担することで）受けさせられる場合がある。定期接種の期間を過ぎたから受けさせないということがありませんように。

また大人の方の中で特に海外に行かれる方は、ウイルスを持ち帰ってこないために対策が必要だ。風疹にかぎっていえば、21世紀に入ってからも流行があったアジアや今でも約半数の国で風疹のワクチンの定期接種が行われていないアフリカに行かれる際には対策されることをおすすめしたい。

特におすすめの対策として、渡航前にトラベルクリニック（海外に行く人向けの診療を行っている医療機関）でMMRワクチン（麻疹・ムンプス・風疹ワクチン。ムンプスは流行性耳下腺炎〈おたふくかぜ〉の英語名）を受けことが挙げられる。これなら風疹だけでなく、最近海外から帰国後に発症する人が相次いでいる麻疹を防ぐこともできる。ご自身が感染症で苦しむことを防ぐためにもウイルスの運び屋にならないためにも、海外渡航の前にはしっかりとした対策をお願いしたい。

むすびに

以上本章では、風疹についてこれだけは知っておいてほしいと思うことをまとめてみた。

ところで、ワクチン接種で防げるはずのこの感染症で21世紀になっても苦しむ人がいるのはなぜなのだろうか。その背景にはワクチンが何十年も前に開発されながら、多くの人々に行き届いてこなかった歴史があった。次章では、そんな風疹をめぐる歴史の旅にあなたをご案内しよう。

第2章　風疹をめぐる歴史

古くから知られていた風疹

石弘之『感染症の世界史』（洋泉社）によると風疹という言葉は、病気を引き起こす邪気をあらわす「風」と皮膚の表面にできる小さな赤い斑点である「疹」からきているのだそうだ。

鎌倉時代に成立した歴史書『吾妻鏡《あづまかがみ》』に、風疹に関する記述がみられる。その記述をみるところから、風疹をめぐる歴史の旅を始めよう。

嘉禄三年八月大卅日丙子。霽。将軍家御身風疹出給云云。

現代語に訳すと、「嘉禄《かろく》3年（１２２７年）8月30日　丙子《ひのえね》（土いじりを慎《つつし》むべき期間の最終日）　晴れ。将軍家（鎌倉幕府第4代将軍・藤原頼経）のお体に風疹（の症状）があらわれた」という意味である。江戸時代に書かれた医学書の中にも、風疹の流行についてふれたものがある。

海外でも、風疹は1つの独立した疾患として古くから知られていたようだ。本書を監修した加藤茂孝（元国立予防衛生研究所、元アメリカ疾病対策センター、元理化学研究所）は著書『人類と感染症の歴史』（丸善出版）の中で、今も風疹という意味で使われるＲｕｂｅｌｌａという単語は、１８４１年にインドで流行したときに初めて使われたことを紹介している。Ｒｕｂｅｌｌａは、ラテン語のｒｕｂｅｌｌｕｓ（日本語訳：赤らんだ）が語源とされる（ちなみにルビー「Ｒｕｂｙ」は、「赤」を意味する「ｒｕｂｅｕｓ」に由来している）。邪気にさらされることに着目して病名をつけた東アジアと、発疹の色に着目して病名をつけたヨーロッパ。１つの病名からも、病気への着目の仕方の違いが垣間見えて興味深い。

ＣＲＳの「発見」

妊婦の風疹感染が胎児に障害をもたらす可能性があることが分かったのは、20世紀に入ってからである。

１９４１年に眼科医であるノーマン・グレッグが、先天白内障の多くが妊娠後数カ月以内に母親が風疹に感染したことによるものであると発表した。先天白内障の子どもを診察中、その母親が「妊娠中に風疹にかかっていた」と話したのが「発見」のきっかけだった。

１９６０年代前半に起こった欧米での流行

１９６０年代、人類は風疹の世界的流行に見舞われることとなった。

まず、流行に見舞われたのがヨーロッパである。１９６２年から１９６３年にかけて何千人もの妊婦が感染し、多くのＣＲＳの子どもが生まれた。また、風疹にかかったことが原因で流産（自然・人工）する妊婦が続出したという。

「ミステリーの女王」と呼ばれる推理作家アガサ・クリスティーは、1962年に発表した推理小説『鏡は横にひび割れて』（橋本福夫訳・早川書房）の中でCRSの子どもがいる女優を描いている。これは、動機の意外さが評価される名作だ。本作をもとにした映画やテレビドラマも作られており、数多くのクリスティー作品の中でも人気が高い。

ヨーロッパに続いて流行に見舞われたのが、米国である。1964年から1965年にかけて流行し1250万人が感染、CRSの子どもが2万人生まれている。また多くの妊婦が風疹にかかったことで、11000件以上の自然流産と、（胎児が深刻なリスクにさらされていると通知されたうえでの）人工妊娠中絶があったという。

1964年の琉球における流行

1965年には米国の占領下であった琉球（現在の沖縄県）で風疹が流行し、408人のCRSの子ども（以下、彼らを「風疹児」と呼ぶこととする）が生まれた。その中には北城ろう学校本校（先天性風疹症候群で、聴覚に障害のある子どものために1978年に設立された沖縄県立のろう学校。1学年のみが在籍し、6年で閉校になった）で野球に打ち込む様子が描かれることになった「風疹児」たちもいた。

琉球で流行したのは、1964年から1965年にかけてベトナム戦争が激化した時期であったこと、多くの米軍兵士の訓練が琉球で行われていたことから、米国からもちこまれたウイルスが原因だと考えられる。

野球部が注目されるきっかけになったのは、1981年8月に全国高等学校野球連盟（現・公益財団法人日本高等学校野球連盟。以下、「高野連」）が北城ろう学校野球部の加盟申請を却下したことだった。「高野連」に加入できなければ、甲子園出場はおろか他校との練習試合もできない。この事態がいくつかの新聞で取り上げられ、北城ろう学校の名は全国に知られることとなったのである。その後テスト試合などを経て、1957年4月、「高野連」に加盟が認められることになった。

北城ろう学校野球部については、戸部良也《よしなり》のノンフィクション『遥《はる》かなる甲子園――聴こえぬ球音に賭けた16人　青春の記録』（双葉社）、山本おさむのマンガ『遥かなる甲子園（全10巻）』（小学館）でご存じの方もおられるかもしれない。

ただ、野球部がメディアでさかんに取り上げられた一方で（全国ろう学校卓球大会で優秀な成績をおさめるなど目立つような生徒はいたのだが）、野球部以外の「風疹児」たちが取り上げられることはほとんどなかった。

また、ろう学校を巣立った後の「風疹児」を取り上げるメディアもほとんどなかった。

それは歴史に刻まれなかった

多くの「風疹児」が生まれた1965年は、多くの「サリドマイド児」（妊婦が服用したサリドマイドの副作用で、障害を持って生まれた子ども）が生まれた年でもあった。

２０１５年、「風疹児」と「サリドマイド児」の多くが50歳をむかえた。どちらも50歳のはずなのに、メディア等の受け止め方は対照的だった。

「サリドマイド児」が生まれてから50年の節目は、さまざまな角度から取り上げられた。医学的な観点から、長年にわたり追跡調査を続けてきた医師は学会で講演した。当事者の中には50年の節目にあわせ、薬害がなくなってほしいとの思いを新聞に寄稿した者もいた。

国も、動いた。２０１１年度から２０１３年度にかけて被害発生から50年を経て壮年期に入ったサリドマイド被害者の健康と生活の実態を調査し、適切な支援のあり方を提言することを目的とした「全国のサリドマイド胎芽病患者の健康、生活実態に関する研究」を行ったのである。ＮＨＫはこの調査を受け「薬禍の歳月～サリドマイド事件・50年～」というテレビ番組を作成し、２０１５年2月に放送。この番組は、第41回放送文化基金賞テレビドキュメンタリー部門最優秀賞を受賞するなど大きな反響を呼んだ。

その一方で、多くの「風疹児」が生まれてから50年たったことがかえりみられることは、ほとんどなかった。

特にＣＲＳ患者の健康状態について、追跡調査が行われていないことが惜しい。ＣＲＳ患者の健康寿命を伸ばすために、追跡調査は行われるべきだと筆者は考えている。単に50年目の節目が、取り上げられなかっただけではない。多くの「風疹児」が生まれたことは歴史に刻まれることなく、「なかったこと」にされていきそうだ。沖縄の歴史をつづった本にも、日本における感染症の歴史をつづった本にも琉球での風疹の流行が描かれたことはほとんどない。いま沖縄県に住んでいる人の中にも、かつて県内で風疹が流行したことを知らない人が数多くおられることだろう。

刻まれなかったのは、なぜ？　それでいい？

なぜ琉球での風疹の流行は、歴史に刻まれないのだろうか。

本土の人たちが、無関心だったからという見方がある。１９６９年にＣＲＳの子どもの健康調査の模様を取材したＮＨＫの杉本政治《まさはる》は放送後の反響について、「風疹は医学上も社会的にも重要な問題であったが、沖縄でのことというか、ポリオの時のような反応はなかった。」と語っている（「ポリオの時のような反応」とは、１９６０年に北海道など日本各地で流行が起きたのを受けてＮＨＫで放送されたポリオ撲滅キャンペーンへの反響のこと。報道への反響は大きく、ワクチン輸入を求める国民の声が一気に高まった。世論を受け、厚生省が生ワクチンを緊急輸入する事態にいたった）。

また、児童文学作家の灰谷健次郎は『灰谷健次郎の本　全集版第19巻（エッセイ集1）』（理論社）の中で１９８１年12月にＮＨＫで放送された「沖縄風疹児　16歳」の番組制作に携《たずさ》わった中で感じたことにふれている。その中では、「これがもし、（略）本土と呼ばれるところの主要都市でおこった出来事ならば世間をゆるがす大事件に発展したことは確実である」と杉本政治同様に「沖縄で起こったから、注目されなかった」という見方を示している。

50年以上前のことだから、沖縄で起きたことだから、記録にも多くの人の記憶にも残らない。ほんとうに、そんなことがあっていいのだろうか。「風疹児」の中に人知れず差別に苦しんでいる人がいないか思いをはせるためにも、風疹で苦しむ人が出てこない社会にしていくためにも、まずかつての「風疹児」たちの実態を調査し、しっかり記録すべきだと筆者は考える。

風疹ワクチンの開発

歴史をめぐる旅を、続けよう。

流行を経て、風疹ワクチンの開発が進んだ。

米国では、1969年からその翌年にかけていずれも大手製薬メーカーだったメルク社ほか2社に風疹ワクチンの製造承認が下りた。

日本では阪大微研（現・一般財団法人阪大微生物病研究会）、武田薬品（武田薬品工業株式会社）、化血研（一般財団法人化学及《およ》び血清療法研究所）、北里研（社団法人北里研究所。現・北里第一三共ワクチン株式会社）、千葉血清研（千葉県血清研究所）の5社が、1966年から69年に日本で流行した際のウイルスを用いて、ワクチンを試作した。そして1976年、阪大微研が国産第1号となる風疹ワクチンを完成させ、ほかの４社がそれに続いた。

人口が米国の半分程度の日本で米国よりも多い５社に製造が認められた背景には、多くのメーカーが風疹ワクチン開発のためにもうけられた厚生省の研究会に参加したうえ、厚生省が開発されたワクチン株すべてを承認した事情があった。

２つのワクチン戦略

１９６９年、米国と英国で異なるワクチン戦略が始まった。

米国では、風疹ウイルスのおもな感染源である子どもの感染を防ぐことを目的に「子どもを接種対象とする」戦略をとった。

一方英国では出産直後の女性および「10代の少女」を接種対象とし、生産量が十分保証されるようになってから子どもの接種を検討するという戦略をとった。

どちらも、ＣＲＳの患者を出さないようにすることを強く意識した戦略であるように思われる。

ただ米国の戦略は成人の流行を、英国の戦略は子どもと成人男性の流行を防げない点で、不十分であった。

米国では、１９７０年代後半に成人の10％〜20％が抗体を持っていないこと、学校や軍・病院で集団感染が起こっていることが分かった。そこであらたに思春期後の女性、軍関係者、大学生、職場で感染するおそれがある人も接種対象に加えられることとなった。

日本は「英国式」を導入、だが……

日本では、1976年から風疹ワクチンの任意接種が開始された。きっかけは、同年に起こった流行である。このころは子どもの患者が多く、風疹による学級閉鎖が都内の小中学校だけで189校422学級にもおよんでいた。流行は、東京都だけにとどまらなかった。大阪府では1975年11月から患者が増え始め、翌年3月と4月には市立小中学校に通う子どものうち8000人以上が風疹感染を理由に欠席したという。

こうした事態を重くみた厚生省が、開発されたばかりのワクチンの任意接種開始に踏み切ったのであろう。

だが、任意接種を導入しただけでは流行を食い止めることはできなかった。

そこで、1977年8月から英国の戦略を参考にした女子中学生への定期接種が行われることとなった。女子中学生に絞《しぼ》って対策が行われたのは、将来子どもを産むかもしれない層さえ対策を講じればCRSをめぐる問題は解決すると予測されたからだとみられる。

日本の戦略も英国同様、子どもと成人男性の流行を防げなかった点で不十分だった。全国的な風疹の流行は、定期接種が始まった1977年以後も発生している。また

1982年、1987年〜1988年の流行の際は、定期接種開始前に起きた流行の際に比べれば低くなったものの依然高い頻度でCRSの子どもが生まれたとみられている。

米国と英国で異なるワクチン戦略が始まってから15年後の1984年、両戦略の評価が行われ米国式の方が英国式よりも風疹の排除に早く近づけるとの評価がなされた。この評価により英国と英国の戦略を参考にしてきた各国は、米国式に変更していった。なお、ここで言う排除とは適切なサーベイランス（ここでは、国が風疹の発生状況を正確かつ継続的に調査、把握することを表す）制度のもと、土着株（ここでは、日本に住み着いていた風疹ウイルス株のこと）による風疹の感染が3年間確認されないことを表す。風疹の患者をのけものにするという意味では、決してない。

MMRワクチンの開発

MMRワクチンは1971年、メルク社に在籍していた微生物学者モーリス・ヒルマンが世界で初めて開発し予防接種に導入された。それが改良された『MMRⅡ』は、今でも米国で予防接種に使われている。

日本では1974年に阪大微研、武田薬品、北里研がそれぞれ異なる株でおたふくかぜワクチンを試作し、厚生省委託研究費による研究班で品質の評価が行われた。その結果、将来おたふくかぜワクチン株を複合ワクチン株として使用することも可能であると結論づけられた。

その後、1980年に「適切な組合せの単味（病原体を1つだけ含んでいる）ワクチンを用いて安全かつ有効なMMRワクチンを作製する可能性を再び検討する」として「弱毒生ウイルス混合ワクチン開発研究班」が発足した。そこで「合理的かつ科学的根拠に基づいて最良の組合せを提示し得るならば、1種類のMMRワクチンを普及するほうが、多種類のワクチンの出現をみるよりも、国民の健康のためには望ましい」との意見が出され、1988年に各社のワクチンの中から実績が大きいとの理由で選ばれた麻疹AIK—C株（北里研）、風疹TO—336株（武田薬品）、おたふくかぜ占部《うらべ》株（阪大微研）を用いた統一株MMRワクチンが開発された。

そして1988年、開発にかかわった3社が統一株および各社が独自に開発していた自社株MMRワクチンの製造承認を受けた。

予防接種導入前から副反応の懸念が

1989年4月から生後1歳6カ月〜3歳の幼児に（麻疹ワクチンのかわりに）MMRワクチンを接種してもよいことになった。

1回の接種で3つの感染症を予防できると期待されたMMRワクチンだったが、副反応の多さとそれに対する厚生省の対応のまずさもあいまってワクチン不信の呼び水となってしまった。

副反応の多さは、ＭＭＲワクチンが日本で導入される前から懸念されていた。

カナダでは、阪大微研製の占部株を用いたＭＭＲワクチンＴＲＩＶＩＲＩＸによる無菌性髄膜炎の発生が問題になり、１９８８年11月（日本でＭＭＲワクチンが予防接種に導入される半年前）に政府の要請により製造および販売業者が自主的にＴＲＩＶＩＲＩＸの使用を中止していたのである。ＴＲＩＶＩＲＩＸは１９８６年５月にカナダ政府から認可されたが無菌性髄膜炎の発症報告が３例出され、１９８８年７月にカナダ最大の州であるオンタリオ州の政府がカナダ政府に対し占部株を使用したＭＭＲワクチンの在庫回収と使用禁止を求めていた。

厚生省、阪大微研ともに占部株が重篤な副反応を引き起こす危険性があることを認識する機会がありながら、日本でも占部株が採用されたＭＭＲワクチンが予防接種に導入されることになったのである。

後手に回った副反応の把握と対策

日本でもＭＭＲワクチンによる副反応が多数報告されるようになるのは、カナダでＴＲＩＶＩＲＩＸが使用中止になった経緯を考えれば当然かもしれない。

定期接種開始翌月の１９８９年５月には、福島県本宮町《もとみやまち》（現・本宮市）で接種後に死亡する事例が、東京都国分寺市では接種後難聴になった事例が発生している。

しかし当初は「期待が多かっただけに副反応が目立つのだ」と考えられ、厚生省の接種を推進する姿勢が揺らぐことはなかった。

厚生省が福島県から接種後に死亡する事例があったと報告を受けたのは、1989年7月。公衆衛生審議会伝染病予防部会予防接種委員会（以下、「予防接種委員会」）で副反応が課題として取り上げられ、対策が検討されたのはさらにその2カ月後のことだった。

だが、今にして思えば「予防接種委員会」での副反応の評価が甘かった。1989年9月19日に開かれた委員会ではMMRワクチンに含まれるおたふくかぜワクチンによって無菌性髄膜炎が発生することを認めたものの、その発生頻度は「10万人～20万人に1人」であるとした。「副反応が起こる頻度は、自然におたふくかぜにかかったときに髄膜炎を発症する頻度（500人～1000人に1人）に比べてきわめて低い」と判断した厚生省は、無菌性髄膜炎の発生実態の把握をワクチンメーカーに求めたものの、ワクチンの使用はひきつづき推進する立場をとった。

1989年10月25日に行われた「予防接種委員会」では、無菌性髄膜炎の発生頻度が「数千人～3万人に1人」であることが公表された。この結果を受けて、厚生省は各自治体に対してMMRワクチンの接種は「慎重に行う」よう通達を出した。

通達と前後するが、群馬県前橋市では1989年10月1日からMMRワクチンの接種が中止されている。接種した1834人のうち10人が無菌性髄膜炎を発症したという市医師会の調査結果を受けての判断だった。この調査結果は10月25日に行われた「予防接種委員会」に提出されているが、地域差を考慮するという理由で無菌性髄膜炎の発生頻度の算出には生かされなかった。

「慎重に行う」ようにという通達を受けて、接種の中止に踏み切った自治体もある。通達から３日後の10月28日には、東京都国分寺市がＭＭＲワクチンから麻疹単味ワクチンへの切り替えを決めている。また、大阪府や滋賀県は「（ＭＭＲワクチンの）接種を見合わせる方向で対応」するよう市町村に通知を出している。

１９８９年12月20日にあらためて行われた公衆衛生審議会伝染病予防部会では、無菌性髄膜炎の発生頻度が「数千人に１人」であることが公表された。その２日前に行われた中央薬事審議会生物学的製剤調査会では、ＴＲＩＶＩＲＩＸの使用を中止していたカナダを含む諸外国の調査結果が確認されている。

同調査会に提出された資料の中には、ＭＭＲワクチンは「限界に位置」している旨の記述があったという。これらの委員会を受けて厚生省は12月28日、「麻しん定期接種では単味ワクチンの使用を原則とするが、保護者からの申出があればＭＭＲワクチンを使用してもよい」とする通達を出した。この通知からはＭＭＲワクチンの接種に関し、厚生省が推進も中止もしないというきわめてあいまいな姿勢をとったように受け取れる。

いや、あいまいという表現は適当ではないかもしれない。厚生省は「麻しん定期接種では単味ワクチンの使用を原則」としつつ、あくまでＭＭＲワクチンの使用を推進する意向があったようだ。12月28日の通達には、「保護者にMMRワクチンの接種機会を提供するため（略）医療機関ができるだけ多く確保されるよう、貴管下市町村を指導されたい」との記述もある。またこの通達が出された後、厚生省は『IASR』（病原微生物検出情報）を通して「MMRワクチンの効果は大きく、副反応は気にかけるほどのものではない」ことを強調するようになった。

こうした厚生省の推進姿勢も大きな要因となって、副反応による無菌性髄膜炎を発症する子どもは増え続けることとなった。

1991年5月31日に開かれた公衆衛生審議会伝染病予防部会は「1989年4月から1990年10月にMMRワクチンを接種した者のうち、無菌性髄膜炎を発症したのは約1200人に1人」である旨を公表し、厚生省に対しMMRワクチンの接種にあたっては保護者の同意を担保するために接種前の手続きを変更するよう答申した。あくまでも同意接種の導入を求めたのであり、2度無菌性髄膜炎の発症確率を修正してなお接種を中止するようにとの答申はなされなかった。

さらなる迷走、そして突然の中止

社団法人日本小児科学会（現・公益社団法人日本小児科学会）などの要望を受け1991年10月、厚生省はそれまで認めていなかった自社株MMRワクチン（以下、「自社株」）の販売を認めた。その背景には、「自社株」ならそれほど高い確率で副反応を起こさないであろうという「淡い期待」があった。

10月から「自社株」の販売が認められることを受け、メーカー３社は１９９１年９月末までに統一株の生産を打ち切った。だが、生産が打ち切られた後も統一株は回収されず使用され続けた。10月からは、事実上「４ワクチンの比較実験」が開始されたと言ってよいだろう。

「実験」の結果は、無残なものだった。北里研株、武田株は自然に感染したときに比べて副反応の頻度がきわめて低いとは言えなかった。その一方、阪大微研株は統一株よりはるかによい成績を出した。阪大微研株は統一株と同じ占部株が使われていると考えられていたから、占部株が無菌性髄膜炎の発症原因だという仮説はいったん崩れることとなった。

この結果を受けて、１９９３年４月27日公衆衛生審議会伝染病予防部会は厚生省に対しＭＭＲワクチンの使用を見合わせるよう申し出た。

申し出を受けての厚生省の対応は、すばやかった。伝染病予防部会が開かれたのと同じ日に、ＭＭＲワクチンの使用を見合わせるよう通知を出したのである。

こうして日本におけるＭＭＲワクチンの予防接種は、終わりを告げた。約４年半の間に１８３万１０７５人が接種を受け、そのうち１７５４人が無菌性髄膜炎を発症、１０４０人が副反応被害の認定を受けている。また中には接種との因果関係が不明なケースもあるが、接種後に５人が脳炎を発症するなどして死亡している。

なぜ接種見合わせは「唐突」に？

ここから、ＭＭＲワクチンにまつわる疑問について考えられる答えを提示していきたい。

まず取り上げたいのは、接種見合わせはなぜ「唐突」に行われたのかということだ。その背景には、阪大微研の不正があった。

１９９３年5月（厚生省が全国の医療機関にＭＭＲワクチンの接種中止を命じた翌月）、厚生省は阪大微研に立ち入り検査を行った。その結果、占部株の製造方法が無断で変更されていたことが分かった。医薬品に関して承認された事項を変更する際は厚生労働省（１９９３年当時は厚生省）に届け出なければならないことが、法律で定められている。阪大微研は、製造方法を変更したが届け出を行わず無承認の状態でＭＭＲワクチンの製造販売を続けていたのだ。不正の事実を把握した厚生省は薬事法違反を理由に阪大微研に対し、１９９４年2月9日から3月30日まで計50日間の業務停止処分を科した。

そもそもなぜ定期接種に導入？

副反応の危険性が認識されていたにもかかわらず、なぜ占部株を使ったＭＭＲワクチンが定期接種に導入されたのか。定期接種導入に反対論や慎重論がなかったのか、疑問に思われる方もおられるかもしれない。

斎藤貴男《たかお》（ジャーナリスト　『「東京電力」研究　排除の系譜』（講談社）など著書多数）は『文藝春秋』（１９９2年7月号）に掲載した『新三種混合ワクチンは安全か？』の中で、ＭＭＲワクチン開発の立役者になった国立予防衛生研究所（現・国立感染症研究所。以下、「予研」）の杉浦昭《あきら》部長が「ＭＭＲワクチンの定期接種への導入には、消極的だった」と記している。この記事を見た栗原敦（ＭＭＲ被害児を救援する会会員）が「予研」関係者に記事の真偽を尋ねたところ、「89年4月導入は早すぎた、実験が足りなかった。おたふくかぜ自然感染後に一定の率で発生する無菌性髄膜炎はワクチン（軽く感染させる）接種後に起こり得ることだった。杉浦部長はその不安を抱いていた」と答えたという。

定期接種への導入には、反対意見もあった。だが反対意見は押し切られ、定期接種に導入されることになった。その理由は、何だったのだろうか。

１つ目の理由として考えられるのが、「弱毒生ウイルス混合ワクチン開発研究班」（以下、「研究班」）がＭＭＲワクチンを定期接種に導入することで麻疹などの流行をおさえようとしたことだ。麻疹は定期接種が行われていたが、１９８４年に大きな流行があったほか小規模な流行が繰り返し起きていた。おたふくかぜは１９８０年にワクチンの任意接種が開始されたものの、麻疹と同様に流行が繰り返し起きていた。

２つ目の理由として考えられるのが、「研究班」内部に風疹ワクチンの定期接種をより早く「英国式」から「米国式」に変えたいとの思惑があったのではないかということとだ。１９８８年10月からは英国でＭＭＲワクチンの定期接種が開始されており、そのことも日本でのＭＭＲワクチン導入を後押しした可能性がある。

３つ目の理由として考えられるのが、苦境にあったワクチンメーカーにとってＭＭＲワクチンの定期接種導入が悲願であったことだ。

１９８７年８月、インフルエンザワクチンの予防接種が強制接種から保護者の同意を義務づける方式に変更されたことがワクチンメーカーの売り上げに大きな影響を与えていた。変更の翌年には前年に比べ製造量が半分以下になるなど、インフルエンザワクチンの市場が縮小傾向にあったのである。ＭＭＲワクチン開発に取り組んでいた３社も市場縮小のあおりを受けており、売り上げを確保するためになるべく早くＭＭＲワクチンを市場に投入したかったと推察される。

なぜ中止にしたのかという意見も

ＭＭＲワクチンの定期接種中止をめぐっては、なぜ中止にしたのかという意見もある。読者の方の中には、なぜ統一株や他社株よりはるかに無菌性髄膜炎を発症する頻度が低い阪大微研株を使ったＭＭＲワクチンを使い続けなかったのかと思われる方もおられるかもしれない。厚生省としては統一株より副反応の頻度が低かったとしても、法律で定められた検定を通過していないワクチンを流通はさせられないという意見もあったと思われる。

なぜ米国などで使われているＭＭＲワクチンに切り替えて、定期接種を続けなかったのかという見方もある。占部株を使ったＭＭＲワクチンの使用を中止したカナダや英国ではその後米国で開発された『ＭＭＲⅡ』が定期接種に使われており、ＯＥＣＤ（経済協力開発機構。加盟国は、先進国とみなされることが多い）加盟国でＭＭＲワクチン（またはＭＭＲＶワクチン〈麻疹・ムンプス・風疹・水痘《すいとう》ワクチン〉）を定期接種に使っていないのは日本だけだ。なぜ日本だけ使わないのか、英国や米国のメディアから疑問の声が上がっている。中には、「日本のワクチン行政は、ヨーロッパより遅れている」といった厳しい論調で日本の現状を紹介する海外メディアもあった。

定期接種中止の末に待っていたもの

定期接種中止の末に待っていたのは、「ワクチン不信」による接種率の低下と風疹などのワクチンで防げる感染症の流行だった。特に風疹はＭＭＲワクチンで防げる感染症であったうえ、命にかかわるケースが少ないことから接種を手控える保護者が多かった。

そんな中、１９９５年に予防接種法が改正される。この改正を機に風疹ワクチンの接種対象は中学生女子から、12カ月から90カ月の男女に変更となった（経過措置として、２００３年まで中学生男女も定期接種の対象となった）。あわせて接種形式が、中学校で一度に接種が行われる集団接種から各自が病院へ接種におもむく個別接種に変更された。この変更は、結果として予防接種を受けない者を大量に生み出すこととなった。

定期接種を受ける者を増やそうと、試行錯誤する自治体もあった。特に岡山県は、県の広報誌や地方新聞でワクチン接種の必要性を訴えるなど接種率向上のために工夫を重ねた。だがそうした取り組みもむなしく、接種率はさほど上がらなかった。そして風疹が流行し、CRSの子どもが生まれることになった（岡山県だけで2002年に1人、2004年に2人のCRSの子どもが生まれている）。

ほかの表現が思い当たらないのでやむをえず使うが、筆者は「CRSの子どもが生まれた」という表現が新聞紙上などで使われるのがどうも好きになれない。まるでとんでもないものが生まれたようなイメージで使われているように思えるからだ。

強調しておくがCRSであっても生まれてくるのは、そうでない子どもと見た目が変わらない赤ちゃんである。（予防接種を受けていなかった後悔が募るなどして、父母はなかなかそう思えないかもしれないが）「無事生まれました。おめでとう」と声をかけてもらう価値のある1人の人間なのである。そして障害がある可能性は高いけれども、CRSの赤ちゃんは自分のペースで成長していく。「成長していく」という点においても、CRSではない子どもとなんら変わらない。ただCRSで心臓に障害がある子どもは、心臓に障害がない子どもに比べて感染症などで死亡するリスクは高い（詳しくは、第3章「致死率24％の衝撃」で後述）。だが、そのことで人間としての価値が低くなるということはない。

とはいえ、風疹をめぐる旅においてＣＲＳの子どもがいつどこで生まれたのかということはとても重要で、これからも生まれたという事実を取り上げないわけにはいかない。でも、異質なものが生まれたように感じさせたくもない。このあたり筆者の描き方ひとつで、ＣＲＳの子どもの印象が変わるんだろうなあ。荷が重いなあ。ＣＲＳの子どもが生まれたというニュースを書くたびに、「きっとかわいいんだろうなあ」とか「会ってみたいなあ」とか書いてみようか。

ちなみに、２００４年に生まれたＣＲＳの女の子が（当たり前だが）２０１６年４月に中学生になった。聴覚に障害があり発達はゆっくりだが、元気にろう学校に通われているそうだ。女の子はビーズの飾りを手作りするなどかわいらしいものが好きな一面がある一方、体育の授業では男の子といっしょにフットサルをするたくましい一面もあるそうだ。親御さんの愛情をいっぱい受けて、学校で支援をしっかり受けて、女の子はこれからも自分の世界を広げていくのだろう。

岡山県では２００４年の局地的な流行がおさまった後もひきつづき予防接種の必要性を訴える取り組みが行われたが、２０１３年に風疹が全国的に流行した際には県内だけで76人もの患者が出ている。そのことを受け県などは２０１４年４月から妊娠希望者やその配偶者らを対象にした抗体検査を無料にしたほか、岡山市、倉敷市など14市町村が独自に予防接種費用の助成を行うようになった。

それらの対策は本来国が行うことが、望ましいと思う。だが、国は抜本的な対策に取り組もうとしない。中途半端な対策ばかりを立てては、流行が繰り返す事態を許してしまっているのだ。

繰り返される流行　中途半端な対策

１９９７年は、岡山県だけでなく全国で風疹が流行した。１９９２年以来の流行で、東京都では前年の１．５倍の患者を出す流行となった。報告された患者の割合を年齢別にみると5歳（36．４%）、４歳（16．８%）、３歳（9．８%）の順に多かった。生後12カ月から定期接種が受けられるようになったことが功を奏したのか、１歳、２歳の患者の割合は少なかった。

この流行を受け、厚生省が新たな対策を実行する。

１９９９年4月の「感染症の予防及び感染症の患者の医療に関する法律」の施行である。この法律で、感染症の発生状況の把握が強化された。風疹は全国約３０００カ所の小児科で、１週間ごとに患者数の調査が行われることが法律に明記された。またＣＲＳの子どもが生まれるたびに性別、いつどこで生まれたのかなどが公表されることとなった。

２０００年第26週（２０００年6月26日～7月2日）、厚生省が公表すると決めてから初めてＣＲＳの子どもが生まれている。

この「第1号」さんは、生きていれば私がこの文章を執筆している時点で16歳。今ごろ高校生活を、楽しんでいるのだろうか。

流行を受けて、研究者の風疹に対する関心も高まった。1997年以降、風疹に関する論文がたてつづけに発表されている。このころの論文は、風疹ワクチンの定期接種は1回でよいのか検討したもの、被調査者の抗体保有率を調べたものが多かった。ただ、抗体保有率が調べられたのは就学前の子ども、女子大生が中心であった。

2004年「異例」の流行

1998年には流行がおさまった風疹だが、患者数がゼロになったわけではなかった。その後も少数ではあるが、患者の発生は続いていた。

そして2004年、「異例」の流行が日本全国を襲うことになる。この流行の全体像を書き起こすことは、きわめて難しい。大人の患者が多数発生していたと思われるにもかかわらず、この当時小児科でしか患者の把握が行われていなかったためだ。

ただそれでも筆者は2004年の流行は、その前年から始まっていたとみている。2003年、2004年の患者数の推移が、一連の流行で1万4千人以上の患者が発生した2012年、2013年の患者数の推移と似ているからだ。また2004年の上半期だけで5人のCRSの子どもが生まれていることは、その母親がいずれも前年である2003年に風疹に感染していたことをあらわしているものと思われる。

流行していると思われるが実態はよく分からないというのは、正確に報道しようとするメディアにとってはひどく都合が悪い。

5月16日の読売新聞朝刊が「厚生労働省の定点把握ではそのことが把握できないものの、10歳以上の子どもと大人に多くの風疹患者が発生している」と伝えているなど風疹流行を伝えるメディアもあるにはあったが、報道の量は多いとは言えなかった。また、大人に予防接種を受けるよう呼びかけるメディアはなかった。このころメディアで取り上げられる感染症と言えば、2003年7月に制圧発言が出されるまでの9カ月の間に中国を中心に多数の患者が発生したSARS（重症急性呼吸器症候群）と国内で患者が相次いで発生し鳥からヒトへの感染が懸念された鳥インフルエンザばかりであった。

メディアが風疹について伝えぬうち、流行はおさまっていった。結局2004年には（小児を中心として報告がなされており、成人の症例が見落とされていた可能性もあるが）4247例と前年の約1．5倍の風疹患者が報告された。

この流行を受け、厚生労働省は新たな対策を立案する。2004年9月に、大人も風疹の予防接種を受けるよう「異例」の提言を発表したのである。だが発表されたころにはすでに流行はおさまっていたため、提言を機に予防接種を受けた人は少なかったとみられる。

遅いよ、厚生労働省！　難しい国家試験を突破した職員の方々に、「鉄は熱いうちに打て」ということわざを知らないとは言わせませんよ。鉄は高温でやわらかいうちに打たないと、形が変わらないの！　予防接種も、流行時でないとすすんで受けに行かないの！

メディアの対応も、私が考える理想とは程遠かった。『少しのことにも、先達《せんだち》はあらまほしきことなり』（『徒然草《つれづれぐさ》』第52段「仁和寺《にんなじ》にある法師、年寄るまで石清水《いわしみず》を拝まざりければ」より）。「中学校の国語の教科書で習った方は、きっとご存じであろう」というのは酷か。私が好きな先の言葉は「こんな簡単なことでも、指導者というものが必要なのだ」という意味なのだけれども、ともかく報道機関は取材でいろんな方の話が聞けるんでしょう？　どうやら風疹が流行っているようだということなら、なぜ診察している医師に取材して記事にしなかったのよ？　なぜ専門家に、風疹に関して寄稿をお願いしなかったのよ？　風疹は、ＳＡＲＳとも鳥インフルエンザとも異なり国内で「ヒトからヒトへ」感染していたのよ！　パンデミック（爆発的感染）に近い状況が起こっていたのよ！！！

とりあえず、深呼吸。ふう～！

厚生労働省が立てた対策に、話を戻そう。

２００４年10月、厚生労働省はそれまで１回だけだった風疹ワクチンの定期接種の回数を２回にすると発表した。２回接種が決まった背景には従来から幼児期に受けたワクチン接種で得られた抗体価はじょじょに減衰することが指摘されていたことにくわえ、２００４年15週（４月）にＣＲＳの子どもを産んだ母親の母子手帳に風疹ワクチンの予防接種を1回受けていたと記載されていたことがあるとみられる。

MRワクチンの開発

風疹ワクチンの定期接種の回数を2回にすると発表されて以降、実用化への期待が高まったものがある。MRワクチンだ。

従来通り風疹と麻疹の単味ワクチンを2回ずつ接種するとなると、定期接種の回数が従来の2回から4回に倍増してしまう。そうなると保護者が子どもを予防接種に連れて行く回数が増えることになり、ひいてはそのことが接種率の低下につながりかねない。だが麻疹と風疹の抗体を同時に植え付けられるMRワクチンが定期接種になれば、接種回数は従来通り2回で済む。

むろん、MRワクチンの開発は「定期接種2回」が決まる前から進んでいた。2001年度には、阪大微研が治験を行っている。そして2005年6月、阪大微研は日本で初めてMRワクチンの製造販売承認を受けた(その後、武田薬品工業株式会社と北里第一三共ワクチン株式会社が製造販売承認を受けた)。

同年7月29日には予防接種法施行令の一部を改正する政令が交付され、MRワクチンの2回接種の環境が整った。

風疹の流行を繰り返さないために一歩前進となる政令ではあったが、MRワクチンを受けるための制約があまりにも多いとして定期接種開始前から医療関係者の間で不満の声が上がっていた。

定期接種開始　直後からの混乱

２００６年4月、ＭＲワクチンの定期接種が始まった。

この時点での変更点は、大きく2つあった。

1つは、接種回数および時期の変更である。

それまでの月齢12カ月〜90カ月（満1歳〜7歳6カ月）に1回から、1歳のうちに1回、小学校就学前の1年間（5歳以上7歳未満）に1回の計2回に変更となった。

定期接種の期間が短くなった背景には、それまで期間があまりにも長かったことで子どもがより大きくなってから接種しようとする保護者が続出し保育園等において抗体のない幼児の間で風疹が流行する懸念があったことが考えられる。

もう1つは受けられるワクチンも、変更となった。厚生労働省はＭＲワクチンのみを定期接種で使えるとし、麻疹および風疹の単味ワクチンの定期接種への使用を認めない方針を取った。さらに厚生労働省は、過去に麻疹または風疹のワクチンを接種された者、過去に麻疹または風疹にかかった者のＭＲワクチン接種は認めないという方針を取ったから、医療関係者から「それでは感染症対策としては不十分」との声が挙がった。

厚生労働省の「不十分」な対策を受け、独自の費用補助をする自治体も出てきた。宮崎市をはじめとする宮崎県内の4つの自治体はMRワクチン定期接種開始前月の2006年3月に、小学校就学前の1年間ならそれまでに麻疹ワクチンまたは風疹ワクチンを接種していた場合も、過去に麻疹または風疹にかかったことがある場合も、MRワクチンを接種するなら公費で（自治体独自に）費用を負担することを決定している。

批判や自治体独自の取り組みを受け、厚生労働省は6月、予防接種法施行令の一部を改正する政令などを公布、施行した。この改正を受け、過去に麻疹ワクチンを接種していた人が風疹ワクチンの、風疹ワクチンを接種していた人が麻疹ワクチンの定期接種を受けることが可能になった。

だが、過去に麻疹または風疹にかかった者のMRワクチン接種は認めないという方針は変わらなかった。

そこで日本小児科学会は2007年8月、厚生労働省宛てに「対象となる疾患の一部に罹患歴《りかん》がある者でも、その疾患に対するワクチンを含む混合ワクチンの接種を定期予防接種の対象とされるよう」要望する書簡を提出した。要望を受けて厚生労働省は2008年予防接種法を改正し、過去の罹患歴の有無にかかわらずワクチン接種を行うことができるようにした。この改正によって、より多くの人々が予防接種を受けられることになった。

しのびよる麻疹流行の影

うねうね続くよ、風疹をめぐる旅。話をトリノオリンピックが行われ、ＭＲワクチンの定期接種が開始された２００６年に戻そう。イナバウアー！（イナバウアーは、トリノオリンピックで金メダルを獲得した荒川静香が披露して話題になった技です。はい、ここから本題に戻ります）。

２００６年は、麻疹が流行し始めた年でもあった。４月から5月にかけて千葉県内の高校で麻疹の流行があり、４月22日から5月31日までに95人が高校を欠席。そのうち33人が、医療機関で麻疹と診断された。

同年春から7月にかけては、茨城県の小中高校でも集団感染が発生。96人が、麻疹と診断されている。

翌年もさらに麻疹の集団感染は続き、それは日本社会を、そして世界（と言ったら大げさかもしれないが日本以外の国も）を揺るがすことになる。

集団感染続発！　そして……

２００7年に入ると、報告される麻疹患者の数はいったん減少した。ただあくまで減少したのであって、患者が出なくなったわけではなかった。特に前年集団感染が起こった茨城県、千葉県などで断続的に患者が発生していた。

やがて、麻疹は再び流行し始める。第13週（３月26日～４月１日）には１週間で26

人とこの時点で２００７年が始まって以来最多の麻疹患者が報告され、それ以降４週にわたって患者数が増え続けることとなった。奇しくも患者が増えた13週は、学生にとっては春休み。春休みに流行が始まったことが、その後大学で集団感染が続発した背景にあるように思われる。

というわけで、ここからは大学における麻疹の集団感染のお話。

４月以降、全国の大学で麻疹が流行することになる。

まず集団感染が起こったのが、創価大学だった。２００７年４月18日、創価大学は集団感染が発生したことを受け５月６日まで全授業を休講にすると発表した。発表前日の４月17日、学生35人と職員１人が学内にある保健センターで麻疹との診断を受けたという。このことはきわめて異例の事態として、驚きをもって報道された。

だが麻疹の集団感染による大学の休講措置は、「異例」ではなくなっていく。多くの大学で次々と患者が発生し、休講措置が取られたのだ。感染は、ゴールデンウイークに広がったと考えられる。特に５月11日に多くの患者が発生していることが明らかにされた上智大学と明星大学の学生は、ほぼ全員がゴールデンウイークに感染したとみられる。

多くの学生が麻疹にかかっていると気づかぬうちに、感染を広げたんだろうなあ。

「まだ新年度が始まったばかりだし、体調が悪いけど大学に行こう」なんて学生もいたのだろうなあ。

休講する大学が相次いだ一方、麻疹を発症する学生が発生しても全学的な休講措置はとらない大学もあった。千葉大学は、「休講して学生に自宅待機するよう命じても、遊びに出かけて感染を広げてしまう」として全学的な休講措置をとらなかった。その考えは、一理ある。休講措置がとられた大学の学生の中には、大学に行かなくていいならと関西の実家に帰った後に麻疹を発症した者もいたという。

そんな学生が広げてしまったのか関西でも麻疹にかかる大学生が続出し、多くの大学が休講措置をとることになった。

結局、２００７年が始まってから7月27日までの間に、83もの大学が休講措置をとることになった。

休講したのは、大学だけではない。厚生労働省の発表によれば２００７年が始まってから7月27日までの間に、高校73校、高専４校、短大８校が麻疹に感染した学生の発生による休講を余儀なくされた。

「笑われる国」に

あろうことか、麻疹は海外に「輸出」されることにもなった。

まず「輸出」してしまったのは、高校生だった。５月27日修学旅行でカナダを訪れていた１人の高校生が発熱を訴えバンクーバーにある病院を受診したところ、麻疹と診断され入院することになった。その２日後保健当局の指示を受け、入院した１人以外の生徒１３０人がホテルでの待機を命じられ抗体検査を受けることとなった。検査で抗体がないと分かった41人はその場で予防接種を受け、観光を再開した。めでたし、めでたし。と言うわけにはいかなかった。

生徒たちは、31日に帰国する予定だった。だが出国検査で１人に微熱がみられたため、検査で抗体がないとされた41人が飛行機に搭乗を拒否されてしまったのである。

日本人による「輸出」は、これだけにとどまらなかった。

２００８年2月、アメリカ疾病対策センターは前年8月から9月にかけて起こった米国での麻疹の流行の感染源となっていたのはリトルリーグワールドシリーズに出場するために日本から来ていた少年だったことを明らかにした。飛行機で彼の隣に乗り合わせていた女性、彼とは別のリトルリーグ日本代表だった男児など感染源となった男児を含む６人が麻疹を発症する事態となった。

この事態は、日米双方で報道された。その中でも２００８年3月に発行された『Ｊｏｕｒｎａｌ ｏｆ Ｔｒａｖｅｌ Ｍｅｄｉｃｉｎｅ』（旅行医学ジャーナル）は、「最も麻疹を米国にもちこむ国」と日本を厳しく断じた。

カナダと米国で麻疹に感染した日本人が大きく取り上げられた背景には、両国では排除が達成されており外国から持ち込まれる以外に麻疹が発生する余地がなかったことがある。

このころ日本で流行していた麻疹は、米国では医師でも「教科書でしかみない珍しい病気」。岩田健太郎は著書『麻疹が流行する国で新型インフルエンザは防げるのか』（亜紀書房）の中で、彼が米国で研修医をしていたころ日本人旅行者が麻疹を発症して入院した際、「へえ、めずらしい」と言って多くの医者が診察にやってきたエピソードをつづっている（時期は明記されていないが、２０００年前後のできごとだと思われる）。

２００４年に「なぜ日本ではいまだに麻疹が流行するのか？」という論文が『Ｌａｎｃｅｔ』（ランセット。世界的な医学雑誌）に掲載されるなど、以前から麻疹への対策の遅れに注目が集まっていた日本。一連の「輸出」を経て、ますます「笑われる国」になってしまった。

やっと作られた「麻疹排除計画」

流行を受け、国も麻疹排除に向けた対策を立て始める。

２００７年8月、厚生労働省は今まで麻疹ワクチンを1回しか受けていない世代に対して2回目の予防接種を受ける機会をもうけるなどの「麻しん排除計画」を策定した。そして、２００７年末に国を挙げた対策が始まる。同年12月28日「麻しんに関する特定感染症予防指針」が告示され、２００８年から適用が開始された。

この指針により麻疹と風疹は5類感染症全数把握疾患となり、厚生労働省は患者を診察した医師に対して麻疹を診断した場合は直ちに、風疹を診断した場合は診断後7

日以内に届け出るよう求めることとなった（2018年1月からは、風疹を診断した際も直ちに届け出るよう求められることになった）。

「流行を受けてすぐに対策を始めるなんて、厚生労働省は律義《りちぎ》だなあ」と思われる方もおられるかもしれないが、実はこの流れはほめられるものではない。

厚生労働省が対策を立案する機会は、2007年の流行以前にもあったからだ。高校で集団感染が相次いだ2006年……いや、それよりも前にあったのである。

「いつ？」と思われた方は、ご存じないであろう。2005年にWPRO（WHO西太平洋地域事務局。WHO〈世界保健機関〉に6つある地域事務局の1つで、日本を含む30か国と7つの行政区が加盟している）が、2012年までに排除するという目標を決議していたことを。この決議を受けて対策を進めておけば、2007年の流行は起きなかったかもしれない。

惜しまれた「麻疹一本やり」の対策

遅まきながら、2008年に麻疹排除に向けた対策を本格化させた厚生労働省。このとき麻疹にのみ重きをおき風疹排除に向けた対策をしなかったことが、その後風疹が大流行する一因になった。

なぜ、「麻しん排除計画」とあわせて「風しん排除計画」が立てられなかったのか。

その背景には、WPROが「麻しん排除計画」は立てたが風疹を排除するための計画は定めなかったことがある。

「風疹排除の目標を立ててくれたら！」と思わなくもないが、立ててくれないからといって責められない。ＷＰＲＯ加盟国の中には、国家予算の規模が小さく医療費の捻出《ねんしゅつ》に苦労している国もある。それゆえＷＰＲＯは、今生きている人の命を奪いかねない感染症に絞って対策を立てざるをえないのだ。

また麻疹の流行が目立った時期は風疹の患者が少なかったことも、風疹排除に向けた計画が立てられなかった要因と思われる。

風疹の地域的流行発生　だが……

そうこうしているうちに、また風疹の地域的流行が起こってしまう。２０１１年１月～７月に大阪府下で、54人の患者が発生したのである。

この流行を取り上げた『ＩＡＳＲ』（２０１１年９月号）は、「風疹は30～50代の男性のワクチン接種率および抗体保有率が低いことが知られており（略）、大阪府内では免疫がない男性を中心に地域流行が起こった」こと、「風疹に免疫のない青壮年男性には予防接種も必要」であることを指摘している。

同年には、大阪府以外でも集団発生が起こっている。特に累積報告数が14例と前年同週の11例を上回った第7週以降、厚生労働省には職場内で集団発生したと思われる事例が次々とよせられていた。

職場内での集団発生が次々と起こった背景には、風疹が流行していたベトナムなどの諸外国に渡航し風疹に感染して帰国した人が感染に気づかず日本にある事業所に出勤したことが考えられる。２０１１年は、ベトナム、カンボジア、フィリピンなど東南アジアで風疹が流行した年でもあった。また日本では東日本大震災が発生した後に円高が進行したこともあって、日系企業のＡＳＥＡＮ諸国への投資が増加していた。だが、厚生労働省が風疹に関して新たな対策に乗り出すことはなかった。

２０１２年　悪しき小康状態

２０１２年初め、風疹の患者発生は「悪しき小康状態」を保つ。

集団発生が起こった大阪府に隣接する京都府、兵庫県のほか関東地方でも患者が発生し、１週から15週までの間に１２２例もの患者が報告された。１２２例というのは、２０１１年の同じ時期の累積報告数（67例）の約2倍にあたる。

断続的に風疹患者が発生する状況が続いたわけだが、このことを取り上げたメディアは限られていた（いちはやくそして詳しく取り上げたのが、ＮＨＫだった。ＮＨＫは6月11日生活情報部のブログに「風しん患者過去5年で最多　妊婦さん要注意！」という記事を掲載。近畿地方に患者が集中していることなどにふれ、「妊娠を考えている女性は、妊娠前に予防接種を受けて、安心して妊娠生活を送っていただきたいと思います。」と結んでいる)。

だが風疹の流行のような望ましくないことが続く事態にメディアは弱い（望ましくないことを避けようというメッセージを発する力が弱い）と思わざるをえない。

断続的に患者が発生しながらそのことが報じられず、予防接種の必要性が呼びかけられることもあまりなかった風疹。やがて、「ニュースで大きく取り上げられるほどに」患者が増えていく。

２０１２年第27週（7月2日〜7月8日）には、この時点で２０１２年最高となる75人の患者が報告された。その後いったん患者は減少するが、28週、29週と２週続けて1週間で50人をこえる患者が発生してしまう。

そして30週（7月23日〜7月29日）、２０１２年で最も多い１０８人の患者が発生した。また、30週には前週の2倍にあたる18都府県で患者が確認された。30週に患者発生地域が拡大した背景には、この時期がちょうど多くの学生が夏休みに入り家族で出かける機会が多くなる時期で、風疹に感染していた多くの人がそのことに気づかずあちこちに外出したことが考えられる。

このころ、メディアも風疹について注目するようになる。

7月25日、ＮＨＫ生活情報部は、ブログに「風疹流行、妊婦感染のケースも」という記事を掲載。首都圏と関西で患者が増えていることにくわえ、「妊娠を考えている方はぜひ予防接種を受けて下さい」と訴える記事を掲載している。

だが、風疹の患者はゆるやかに減少したため、またその一方でマイコプラズマ肺炎などほかの感染症の患者数が増加したため、メディアの風疹への注目は長続きしなかった。

患者数が減少した風疹だが、流行するリスクが減ったわけではなかった。また断続的な患者発生により２０１２年だけで４人、２０１３年に入ってからも次々とＣＲＳの子どもが生まれることとなった。

２０１３年　再びの患者急増

増減を繰り返しながらも、ゆるやかに患者数が減る傾向にあった風疹。

２０１２年44週（10月29日〜11月４日）に報告された患者数は、最も多くの患者が報告された30週の５分の１以下である17例にとどまった。

だが、そこからまた患者が増加してしまう。特に目立って患者数が増えたのが、２０１３年1月第3週（1月14日〜1月20日）、第4週（1月21日〜1月27日）だった。年末年始に感染した人が職場等におもむき、感染を広げたことが考えられる。

このタイミングで、厚生労働省が動く。1月29日、「先天性風しん症候群の発生予防等を含む風しん対策の一層の徹底について」という通知を出したのだ。

この通知を機に、メディアが再び風疹に注目するようになる。2月1日には、ＮＨＫ生活情報部がブログに「妊婦が風疹　赤ちゃんに障害」という記事を掲載。前年から流行が続いていること、ワクチン接種で予防できること、厚生労働省が通知を出したこととその内容について取り上げた。

その後も、風疹患者の増加は続く。第６週（2月4日～2月10日）には、前週の２倍をこえる１３８例もの症例が報告された。また同週には、前週の１．５倍にあたる15都道府県で患者が報告された。

それから、一気に患者が増えていく。第８週（2月18日～2月24日）には、第６週の１．５倍をこえる２１９例の患者が報告された。翌週にはいったん２００例を下回ったものの、第16週（４月15日～４月21日）まで7週連続で報告される患者が増加することとなった。

結果として大きな流行になってしまったわけだが、ワクチン接種を受けて感染を防ごう、と呼びかけた人たちもいた。

『ストップ風疹プロジェクト』の始まり

ＣＲＳの子どもを育てる母親などさまざまな立場の人を紹介することで、風疹について知ってもらおう、ワクチン接種をしてもらおう。そんな取り組みをしたのが、ＮＨＫの記者たちだった。

一連の報道は、『ストップ風疹～赤ちゃんを守れ～』（http://www.nhk.or.jp/d-navi/stopfushin/index.html）のホームページにまとめられている。

このプロジェクトが始まったのには、大きなきっかけがある。ＣＲＳの子どもを産んだ女性が、ＮＨＫの取材に応じたことだ。

取材に応じたのは、西村麻依子さん。西村さんは、１９８２年兵庫県生まれ。短大を卒業して保育士として働き始めた後、結婚。２０１２年10月、葉七《はな》ちゃんを出産した。葉七ちゃんは、２０１２年に日本で初めて生まれたＣＲＳの子どもだった。

麻依子さんに風疹の予防接種を受ける機会が、なかったわけではない。

２００９年長男を妊娠し妊婦検診を受けた際、風疹の抗体価が低いことが分かり予防接種を勧められていたのである。だが予防接種を受けることなく、再び妊娠。そのころちょうどお住まいだった地域で風疹が流行しており、感染してしまったのである。

ここで感染したのは自己責任だと責めるのは簡単だが、それが誰かのためになるとは思えない。

彼女がおかれた状況を想像してみよう。勧められた妊娠中は、予防接種を受けることができない。そして、初めての出産。出産後入院している間に接種できればよかったが、その機会はなかった。退院後には、慣れない育児が始まる。子育てがすこし落ち着いたと思ったら、今度は仕事が待っている。育児と仕事に追われ自分のことは気になりつつ、ついつい後回し。そんな中で妊娠し（今振り返ってみれば）、風疹患者が相次いでいた（前述の通り、２０１２年は風疹に関する報道がほとんどなく患者が断続的に発生することを知る機会は限られていた）。

本書を執筆している時点、葉七ちゃんは４歳になり元気に保育園に通っている。生後すぐは耳や心臓に障害があるのではないかと心配されたが、杞憂《きゆう》に終わりそうだという。麻依子さんによれば、発達がゆっくりであるように思える点も気がかりとのことだが、料理に興味を持つなど自分の世界を広げている葉七ちゃん。これからも自分の世界を少しずつ広げて、元気に成長していくのだろう。

彼女が初めてＮＨＫの取材に応じたことに、話を戻そう。葉七ちゃんは元気に育つことになったけれど、風疹の予防接種を受けていなかったことを後悔した麻依子さん。そんな彼女に、ＮＨＫから取材の依頼が舞い込んだ。取材を申し込んだのは、ＮＨＫ生活情報部の松岡康子記者だった。松岡記者は、大学卒業後に入局したＮＨＫで、健康をテーマにした取材を続けていた。また彼女にも、幼《おさな》い子どもを育てている一面があった。

障害があるかもしれない子どもを産んでからわずか４カ月で取材に応じるというのは、きわめて異例だ。

だが、麻依子さんは取材に応じた。実名で、しかも顔出しで。後悔の念が強く、子どもがどう成長するか見当もつかない中での決断だった。自分と同じような後悔はしてほしくないと取材に応じた麻依子さんに、多くの人が心うたれることになった。

彼女が初めてテレビ出演した際の映像（２０１３年３月１日放送　ＮＨＫ『おはよう日本』）は、今でも先ほど紹介した『ストップ風疹』のホームページで見ることができる。終盤に流れるインタビューの中で発せられた一言がとても印象的なので、そこに注目して見てほしい。ちなみに、この番組の中では終始表情が暗かった麻依子さんだが、本来はとても明るい笑顔が印象的な方だ。

『おはよう日本』放送の反響は、意外なところであらわれる。ＮＨＫ内に風疹の流行を食い止めるためにキャンペーン報道をしようとするスタッフが、あらわれたのである。松岡記者は、そんな同僚とともに『ストップ風疹プロジェクト』（以下、『プロジェクト』）を進めていくことになった。

またまた「笑われる国」に

『プロジェクト』での取り組みにふれる前に、風疹が国内外にどのように広がっていったのかみていこう。

「国外にも？」と驚かれた方もおられるかもしれない。残念ながら、「国外にも」なのだ。ＭＭＲワクチンの定期接種を中止にして疑問を呈され、麻疹が流行したことが驚きと批判をもって報じられた日本。そんな日本が風疹の流行によってまた「笑われる国」になったのである。

まず国内で風疹がどのように広がったか。

第16週まで7週連続で報告される患者が増加するところまで、書きましたね。では、ここから始めましょう。

7週連続で増加って、すごいですよね。増加が始まった第9週（１９９人）から第

16週（534人）までの間に、2．5倍以上に患者が増えちゃったんですよね。1度流行が始まると、そう簡単にはおさまらないということなんだろうなあ。

特に感染が広がったのが、第15週（4月8日〜4月14日）だ。第15週には前週に比べ7県増えて（厳密には2県減った一方9県増えて）、30もの都道府県で患者が発生した。これだけ一気に感染が広がった背景には、第14週（第15週に診断された者が感染したと思われる週）は学生たちには春休みの時期で、そのことにより遠方に出かける人が多かった、そして多くの人が風疹患者と接触したことがあると思われる。

思い返すと、2012年に感染が広がったのは夏休み、いったん減った患者数が再び増え始めたのは冬休み明け、そして春休み。2004年に麻疹が流行した際は、ゴールデンウイーク明けに関東から関西に流行が飛び火していましたね。今「夏休みに海外旅行するなら、感染症に注意！」と呼びかけているところがあるけれど、夏休み前だけでなくゴールデンウイーク前も春休みや冬休み前のも、「感染症に気をつけよう！」と呼びかけた方がいいんじゃないか？

ここまで日本中に感染が広がると、そのことが世界中で知られるようになる。

3月20日にいちはやく日本で風疹が流行していることを国民に伝え、渡航する人に注意を呼びかけたのが英国だった。呼びかけには、春休みに日本に渡航する人に注意をうながすねらいがあったと思われる。

英国の注意喚起は、それ以外の国および地域にも波及していく。3月21日にはオーストラリアの旅行医学情報提供会社が、４月４日にはグアムの公衆衛生局が、日本に渡航する際は風疹に注意するよう呼びかけている。

日本から帰国した者が風疹を発症したことが話題になったのが、台湾である。４月９日、『フォーカス台湾』（台湾最大の通信社・中央通訊《つうじん》社の日本語ニュースサイト）は、前月に日本を旅行した女性が台湾に戻った後に風疹を発症したこと、台湾衛生当局が日本に行く予定がある人は早めに予防接種を受けるよう呼びかけていることを伝えている。

やがて、米国でも日本における風疹の流行が知られるようになる。６月アメリカ疾病対策センターが日本での風疹の流行についてレポートを発表し、日本に渡航予定の者に注意を呼びかけたのだ。このことは、ニューヨーク・タイムズにも取り上げられた。このように世界からも注目された日本における風疹の流行だが、筆者としては流行したことだけでなくそれを食い止めようとした人たちがいたことも多くの人々に知ってほしいと思っている。

以下、『プロジェクト』でどのような取り組みがなされたのかみていこう。

繰り返しの報道

ＮＨＫの松岡記者を中心に取り組みが始まった『ストップ風疹プロジェクト』。週ごとの風疹患者数の増減、２０１３年10月以降に生まれたＣＲＳ患者の数、区役所の窓ロで予防接種を呼びかける取り組みなどNHKのスタッフたちはさまざまな観点から風疹に関する報道を続けていった。

NHKは風疹に関し、「より深く切り込んだ」番組も制作した。その中でも出色《しゅっしょく》だったのが、5月9日に放送された『クローズアップ現代・風疹大流行～遅れる日本の感染症対策～』である。この番組は18歳まで無料で予防接種を受けられるようにするなどさまざまな対策を講じて2008年に風疹の排除を達成した米国の取り組みを紹介し、風疹などの感染症の対策に積極的とはいえない日本政府の姿勢を暗に批判してみせた。番組中にはCRSの子どもを産んだ女性、厚生労働省で感染症対策に携《たずさ》わる官僚、自治体の保健予防の担当者などさまざまな立場の人が登場しており、そのことからもNHKがいかに「気合を入れて」番組を作っていたかをうかがい知ることができる。

熱心に報道したのは、NHKだけではない。民放各局も数多くの番組で、風疹について伝える番組を制作した。中でも、フジテレビの朝の情報番組『情報プレゼンターとくダネ!』は、2013年3月から6月にかけて少なくとも5回風疹に関する特集を放送した。

こうした報道を支えたのが、CRSの子どもを育てる（育てた）母親たちだった。

立ち上がったカニさん

２０１３年５月、岐阜県に住む可児佳代《かにかよ》さんに１通のメールが届いた。風疹に関する取材を依頼するメールだった。

可児さんはＣＲＳだった長女・妙子《たえこ》さんを、心臓の病気により18歳で亡くされていた。もう風疹で苦しむ人を出したくない。そんな思いを込め佳代さんは、妙子さんの20回目の誕生日である２００２年11月19日、妙子さんの成長記録をつづるとともに風疹のワクチン接種を呼びかけるホームページ『カニサンハウス　たえこのへや』（http://www5d.biglobe.ne.jp/~kani1120/）を立ち上げた。妙子さんは、このホームページの中で生きている。ぜひ彼女の名がついたホームページを訪れてみてほしい。

どんな病気か、そして何よりワクチン接種で防げること。そうしたことが繰り返し放送されたことは、これまで風疹について知らなかった人たちをワクチン接種に向かわせる大きな原動力となった。やがて流行が終息する背景には、そうした報道の力があったと言えよう。

広がる啓発

『ストップ風疹プロジェクト』はロゴやポスターの制作・頒布、企業等とのコラボレーションなどを通し予防接種の必要性を訴える役割を果たした。

プロジェクトメンバーが心を砕《くだ》いたのは、抗体保有率が低くかつＮＨＫを視聴することが比較的少ない20代～40代にいかに予防接種の必要性を訴えるのかということだった。

そこでまずメンバーたちがとりかかったのが、ポスターの制作だった。病院や役所などに掲示してもらえれば、NHKを視聴しない人にも情報が届くと考えたのである。そんなポスターの制作に協力したのが、CMプランナーである鍬本良太郎《くわもとりょうたろう》とともに、「Qoo《クー》」（日本コカ・コーラの清涼飲料水のキャラクター）や「ビオレママ」（花王のスキンケア商品のキャラクター）を生み出したことで知られるデザイナー・丸山もゝ子《ももこ》だった。『プロジェクト』のポスターにも「Qoo」などにみられるやわらかな曲線が使われており、魅力的に仕上がっている。

プロジェクトメンバーは、SNSなどネットでも訴えられるように工夫をこらした。5月18日には、フェイスブックで『ストップ風疹〜赤ちゃんを守れ〜』のページ（https://www.facebook.com/stopfushin/?hc_ref=NEWSFEd&fref=nf）を公開、その翌日には公式サイトからポスターやロゴをダウンロードできるようにした。

そうした取り組みが功を奏し、多くの企業やNPOが『プロジェクト』に賛同する意向を示した。企業の中には、社員を対象に予防接種費用の補助を行うところもあらわれた。

マンガの力で

マンガを通じ、多くの人々に風疹について知ってもらおうと取り組んだ人もいる。

石川雅之（農業大学に入学した青年が菌とウイルスにまつわるさまざまな騒動に巻き込まれる様子を描いたマンガ『もやしもん』などで知られる）は4月14日、風疹について解説したマンガ『風疹が大変暴れている！』を、ネット上に公開。ニュース番組で取り上げられるなど、話題になった。現在『風疹が大変暴れている！』は、「今気になる・人に話したい旬のネタをお届けするネットニュースのサイト『ねとらぼ』の以下のページ（http://nlab.itmedia.co.jp/nl/articles/1305/15/news152.html）で見ることができる。

自身が連載するマンガの中で、予防接種の必要性を訴えたのが鈴ノ木ユウ（産科医療に携わる医療関係者や産科を訪れる女性やその家族を描いたマンガ『コウノドリ』で知られる）だ。まず週刊コミック誌『モーニング』で3週にわたって、CRSの女の子が登場するマンガを掲載した。『風疹編』と名づけられた作品は、単行本第4巻にもおさめられている。

単行本発売後、『風疹編』は大きな話題を呼んだ。2015年10月から12月にかけて放送された同名ドラマに出演した女優・松岡茉優《まゆ》は朝日新聞のインタビュー記事の中で、『コウノドリ』でいちばん印象に残った話として『風疹編』を挙げている。

このようにさまざまなところで必要性が呼びかけられたこともあって、ワクチンを接種する人は着実に増加した。そのことが、新たな問題を引き起こすことになった。

ワクチンが足りない！

患者が急増し、ワクチン接種の必要性がしきりに報じられた風疹。実際にワクチンを受けに行く者が着実に増加していった。皮肉にもそのことが、ワクチン不足を招いた。それをいちはやく報じたのも、ＮＨＫだった。３月29日放送の番組の中で、風疹単味ワクチンが全国的に品薄になっていることを報じたのである。番組では単味ワクチンが品薄であることとあわせてＭＲワクチンは小児科を中心に在庫があること、ただＭＲワクチン接種には１万円程度かかり「費用が高くて受けられない」との声が挙がっていることを報じた。

風疹流行に政府は

費用が高くて、予防接種を受けられない人がいる。それではいけないと、医師たちが動いた。日本小児科学会など４つの団体の代表が厚生労働省を訪れ、ＭＲワクチンの接種費用を国や自治体が全額助成するよう求めたのである。

費用補助については、国会でも取り上げられた。５月に行われた参議院厚生労働委員会の中で田村智子参議院議員（日本共産党）が「これはもう国としても補助を行って、全国的に一気に接種を進めるということが必要ではないかというふうに考えます」と発言した。翌月の同委員会では川田龍平参議院議員（民主党　現在は立憲民主党）が、同様の趣旨の発言をしている。

国が接種費用の補助を打ち出さない状況下の6月下旬、厚生労働省を訪れた人たちがいる。西村麻依子さんら、ＣＲＳの子どもを産んだ女性たちだ。西村さんらは、厚生労働省結核感染症課の担当者に面会。国が無料で大人に風疹のワクチンを打つ「臨時接種」を行うことを要望した。

厚生労働省が予防接種の費用補助を求める要望が出ていることに対しどう考えているのかを表明したのは、西村さんらが厚生労働省を訪れた翌日のことである。

以下、田村憲久《のりひさ》厚生労働大臣が記者の質問に答えた際のコメントを紹介しよう。

臨時接種というお話も要望の中で頂いてますけれども、（略）それは例の鳥インフルエンザ、（略）そういうような緊急時のですね、外からパンデミックのおそれがあるようなですね、そういうものに対してという話でございまして、なかなか風しんが今現状そのような状況ではないと。（略）まだ定期接種化されていない予防接種の感染者等々の数と比較しても（略）多いというわけではないわけでございまして、（略）なかなか財政的な措置をしてですね、（略）

多くの人々から費用補助を求める声が挙がり、諸外国から風疹が流行する現状はとても先進国とは思えないと「笑われて」いた日本。そんな現状に、背を向ける発言だった。

２０１２年に患者が増えて以降1万人以上の患者が発生していたのに、「特別な対応というところまでは来ていない」とコメントされたことに驚かれる方もいるかもしれない。「21世紀に入ってからも1万人以上の患者が発生していた感染症が、ほかにもあるの？」と疑問に思われる方もおられるだろう。それが、実はあったのである。

水痘（水ぼうそう）である。『ＩＡＳＲ』（２０１３年10月号）には水痘について、「毎年、小児を中心に推定約１００万人が発症」しており「ワクチン未接種で自然罹患した４００人に１人以上が入院し、毎年20人弱が死亡していると推定されている」との記載がある。

そんな水痘のワクチンを定期接種にしようと検討されていたのが、ちょうど風疹が流行していたころだった。そのことと予算の制約もあって、厚生労働省は風疹のワクチン接種の費用補助には後ろ向きにならざるをえなかったのである（なお、水痘は２０１４年10月1日から定期接種となり、そのこともあって２０１５年には水痘にかかった小児の入院事例が過去10年で最も少なくなっている）。

田村厚生労働大臣は、ワクチン不足についてもコメントしている。以下、そのコメントを紹介しよう。

「ワクチン全体が不足する可能性が出てくる場合にはですね、接種をされる方々に対して優先順位を付けさせていただきながらお願いをしていくということになると思います。（略）まずは妊娠をされる予定のあるそういう女性、それから妊娠をされておられる女性の周りにおられる方々、御一緒に生活されておられる同居人の方でありますとか、濃密に接触される方に関して予防接種を受けていただく（略）、というふうに思っております」

ワクチンが不足しているので優先して接種してもらう対象者を決めるというのは、鳥インフルエンザ流行時に厚生労働省がとった対応でもある。

この対応は風疹の流行が続きワクチン不足が懸念されていたときの対応としては、一定の説得力があった。ただ、流行がおさまった後も厚生労働省が妊娠を希望する女性とその家族の対策を優先し続けたことは、結果として「風疹の話題は自分には関係ない」と思う人を生み出す結果となったと思われる。

しぼんだ世論　減った患者

田村大臣の会見の影響は、大きかった。厚生労働省のトップが明確に方針を示したことで、費用補助を求める世論は一気にしぼんだ。

『プロジェクト』をすすめていたNHKの中にも、動きがあった。東京で取材を続けていた松岡記者が、7月に彼女の地元・愛知への転勤を命じられたのである。残念なことに、生活情報部で『プロジェクト』を引き継ぐ人はいなかった。また5月に登録された『ＮＨＫストップ風疹』のツイッターアカウント（@nhk－stopfuushin）は鍵をかけられ、それまでの投稿は見られなくなった（風疹に関する情報は、その後、ＮＨＫ生活・防災のアカウント〈@nhk－seikatsu〉で発信されている）。

患者数は、22週（5月27日〜6月2日）に６８２人の患者が報告されて以降断続的に減少していった。26週（6月24日〜6月30日）には報告患者数が３５９人と、22週のほぼ半分になった。さらにその翌週である27週（7月1日〜7月7日）から6週連続で患者が減少し、33週（8月12日〜8月18日）には報告患者数が61人まで減少した。

春休み、ゴールデンウイークに増えた患者数が、特にお盆の時期に減少したのである。その後も患者数は断続的に減り続け、第４７週（11月18日〜11月24日）には報告患者数が１けたになった。その後も報告患者数は10人前後で推移し、メディアが風疹について取り上げることもほぼなくなった。

大流行を経て

２０１４年以降全国的に流行することはなくなったが、２０１５年1月から6月にかけて静岡県内の事業所で集団感染が起こった。

そんな風疹の流行を社会全体でなくしていこうという取り組みを、地道に続けている人もいる。

2014年1月、厚生労働省は「東京オリンピック・パラリンピック開催年度の2020年度までに風疹の排除の実現を図る」という目標を立てた。だが、日本産科婦人科学会が2015年12月に示した見解によれば、「男性感受性者の400万人程度にワクチン接種が必要」だ。この状況で、目標を達成できるとはとても思えない。現状のまま国が対策に取り組まないなら、将来また風疹が流行する可能性がある。またCRSの子どもが、日本のどこかで生まれるかもしれない。

ところで、みなさんはCRSであらわれる障害についてどのくらいイメージできるだろうか。またCRSの人がどんなふうに生きているのか、想像できるだろうか。次章ではCRSであらわれる障害について、そして何より今を生きているCRSの人についてご紹介しよう。

長い、長い風疹の歴史をめぐる旅におつきあいいただき、ありがとうございました。次章「CRSを生きる」人たちをめぐる旅にも、おつきあいください。

第3章　CRSを生きる

生まれてくるキセキ

ＣＲＳではない「子ども」（本書では、胎児を一貫して「子ども」と記すことにする）に比べてはるかに高い流産や中絶のリスクがあることを考えると、ＣＲＳの「子ども」が生まれることは奇跡と言ってよいかもしれない。

だが、誕生という奇跡を迎えた先にもＣＲＳの人たちにはさまざまな障害とそれらに付随する困難が待ち受けている。本章ではまずＣＲＳの症状について詳しく紹介した後、ＣＲＳ患者、ＣＲＳかもしれない視覚障害者の半生を取り上げる。本章を通じて、「今を生きる」ＣＲＳの人たちに思いをはせていただければ幸いである。

致死率24％の衝撃

本章のタイトルは「生きる」なのに、しばらく死ぬ話が続いてしまう。ＣＲＳはともかく、風疹はやたら人が死ぬ病気ではないのでその点は誤解のないように。いや「まれに命にかかわることがある」からという理由で予防接種を受けに行ってくれる人がいたら、それはそれでいいか。

本書を読んでいてつらい気持ちがあふれてきたら本を閉じ、身体を動かしたり音楽を聞いたりして気分転換してください。そして、いつかこの本の世界に戻ってきてください。ここで、5合目。旅の醍醐味《だいごみ》が味わえるのはここからですよ。

ＣＲＳの症状の中で最も生命にかかわるのが、先天性心疾患だ。２０１２年から２０１４年までに生まれたＣＲＳの子ども45人のうち少なくとも11人が１歳３カ月までに心疾患などのため亡くなっている。単純に計算すると致死率は実に24％ということになる。これは、どのくらい高い数字なのか。比較する自分自身も乱暴に感じるが、いくつかのデータと比較してみよう。

まず比較したいのが、新生児・乳児死亡率だ。致死率は死亡者数を感染者数（特に発症者・重症者）で割ったもの、死亡率は死亡者数を総人口数（世界・国・都道府県）で割ったもので、その数値が意味するものは異なる。だから厳密にいえば２つの割合はそもそも比較できないということを踏まえたうえで、以下のデータをご覧いただきたい。

ＷＨＯが発表した日本の２０１３年の新生児死亡率（１０００人出産当たりの人数）は、１。同年の乳児死亡率（１０００人出産当たりの人数）は、２。これらのことは言い換えると、日本で子どもが１０００人生まれたら新生児のときには１人しか、乳児のときには２人しか亡くならないということになる。生後５カ月までに45人中７人が亡くなるというのはいかに高い割合なのか、お分かりいただけるだろう。

とにかく高いということが分かったＣＲＳの致死率。この高さに匹敵する数字に、ほかにどんなものがあるのだろうか。

次に、感染症の致死率をみてみよう。さまざまな事象をカテゴリーごとにまとめて掲載するとともに、掲載したことと関連する本を紹介するサイト『Ｂｏｏｋ Ｗｉｋｉ Ｐｏｒｔａｌ』に掲載されている「感染症の致死率一覧」（http://seesaawiki.jp/book-wiki/d/%B4%B6%C0%F7%BE%C9%A4%CB%A4%E8%A4%EB%C3%D7%BB%E0%CE%A8%B0%EC%CD%F7）によると、鳥インフルエンザＡ（Ｈ７Ｎ９）の致死率（25％）がＣＲＳと近い（ちなみに日本脳炎は20％〈発症時〉、ＳＡＲＳは14％～15％でＣＲＳより低い）。

３大症状①心疾患

繰り返しになるが、ＣＲＳの症状の中で特に命にかかわるのが心疾患だ。ＣＲＳ患者によくみられる心疾患として心房中隔欠損症、動脈管開存症、末梢性を含む肺動脈狭窄症の３つが知られている。

これらの心疾患で症状があらわれた場合、カテーテル治療（手首や足の付け根から細い管〈カテーテル〉を血管内に挿入し、血管を広げる治療）や開胸手術が必要になることがある（一方で、症状があらわれず自然と治るケースもある）。

リハビリメイク（外観に損傷を負った人が社会に踏み出すためのメイク）の発案者でフェイシャルセラピスト（リハビリメイクの施術とアドバイスを行う人）のかづきれいこさんは、ＣＲＳで生まれつき心房中核欠損症となり、30歳で手術をした経験をもつ。

手術前の自身の様子について、彼女は著書『自分の顔が好きですか？』（ＰＨＰ研究所）の中で赤裸々につづっている。著書によれば少し走っただけで息苦しくなり、「一度でいいから、思いっきり走ってみたい！」といつも思っていたという。また、血流が悪くなるために顔全体がむくみ赤くなる冬の時期が何よりもつらかったそうだ。手術後「羽が生えたかのように体が軽くなった」かづきさんはリハビリメイクを発案され、現在は第一人者として普及に力を入れている。

心臓の手術と聞くと、海外で心臓移植をする子どもを思い浮かべて何億円もかかるのではと思う方もおられるかもしれない。だが、先に挙げた３つの心疾患はどれも国内で治療可能で、費用は所得や利用する諸制度によるが、１万５千円〜20万円ほどだ。ＣＲＳは２０１５年から小児慢性特定疾患（医療費助成の対象となる子どもの難病）に指定されたため、ＣＲＳの子どもがいる世帯の医療費の自己負担額上限は所得に応じ月額１万５千円〜12万５千円におさえられることになった。自治体によっては子どもの医療費を補助しているところもあり、実際の負担額は居住地によって国が定める医療費の自己負担額上限よりさらに安くなることもある。

症状によっては身体障害者手帳を取得することができ、所得税などの税の控除や鉄道運賃の割引を受けることができる。

3大症状②難聴

ＣＲＳの症状の中で、最も高い頻度であらわれるのが難聴である。ＣＲＳ患者の80%～90%が難聴だとする報告もある。

その程度は軽度（ささやき声が聞こえづらい程度）から重度（ほとんど音が聞こえない程度）までさまざまだが、どちらかといえば重度の者が多い。

難聴は「早期診断・早期介入」（なるべく早く診断し、補聴器や人工内耳を装着させて音を聞かせ言葉の発達をうながすこと）が原則とされるが、ＣＲＳによる難聴児の診断・介入は遅れがちになることがある。聴覚以外に出現する障害が診断・介入の壁になることがあるのだ。

例えば呼吸器などに障害があり、なかなか耳鼻咽喉科を受診できず診断が遅れるケースがある。また診断されたとしてもＣＲＳの子どもはウイルスの排泄が終わってからでないと風疹を周囲にうつしてしまう可能性があり療育施設などの集団に入れないため、療育指導が受けられるようになる時期が遅れる傾向にある。

聞こえの問題を解決する手段として補聴器を使う難聴児が多いが、２０００年以降は人工内耳（内耳に電極を接触させ聴覚を補助する器具）を使う難聴児も増えている。1歳6カ月以上で聴力検査90デシベル以上の高度難聴（耳元で大声を出されても聞こえづらく、日常生活ではほとんど聞こえないレベルの難聴）があり、少なくとも6カ月間補聴器を試みても聴覚が活用できないと判断された場合、人工内耳を使うかどうかの検討がなされる。人工内耳を使うためには、耳の後ろに機器を埋め込む手術が必要となる。手術後には、音を聞き取る訓練などのリハビリが欠かせない（週に1回1時間程度のリハビリを1カ月～2カ月受けるなど、定期的にリハビリを行う必要がある）。手術には、健康保険が適用される。

先に述べた心機能に障害がある場合と同様聴覚に障害がある場合も、程度によって身体障害者手帳を取得することができる。また補聴器を購入する場合、障害者総合支援法に基《もと》づき購入費用の給付を受けることができる。

3大症状③眼疾患

CRSの症状として最後に取り上げたいのが、眼疾患（特に先天白内障）だ。

白内障は水晶体（目に入ってくる外部の光を曲げる働きをする）が混濁する病気である。先天的な素因によって生まれつき水晶体が混濁する病気のことを、先天白内障という。先天白内障は成人後に発症する白内障と異なり、早く発見して手術を行わなければ、形態覚遮断弱視《けいたいかくしゃだんじゃくし》（乳幼児期に見ることで得られる刺激が遮断されることで、弱視になること）になる可能性がある。手術は、混濁した水晶体を切除する方法で行われる。術後は、コンタクトレンズなどで矯正《きょうせい》したり視力が高い方の目をあえてふさぎ見えにくい方の目を使ったりすることで視力の発達をうながしたりすることが必要になる。

ほかの障害と同様に、視覚障害も程度によって身体障害者手帳を取得することができる。

ちなみに筆者は生まれつき右目が先天白内障で、視力は0．01以下。左は、0．08しかない。ルーペを使わなければ、本や新聞を読むことは難しい。遠くの見え方はざっくりと言えば、一般的な視力検査として知られる5メートル離れた位置からランドルト環のどこに穴があいているか答える検査で、1番上のランドルト環だけどこに穴が開いている分かる程度である。上方の視野が狭いため、頭の高さにある木の枝や看板が見えずぶつかってしまうことがある。慣れた場所の移動なら不自由を感じないが、初めての場所に行くのはいつもひと苦労だ。

筆者が先天白内障である理由は、さだかではない。ただ先天白内障はCRSの典型的な症状の1つであること、母親が妊娠したころ日本全国で風疹が流行していたことをふまえ、筆者は自身がCRSなのではないかと考えている。（一方で、母親は妊娠中に風疹にかかったことを否定している。ただ気づかぬうちに感染し、自身は回復していた可能性は否定できない）。

筆者が本書を執筆した動機の1つとして、自身がCRSかもしれないということがある。しかし、それだけが動機ではないということも強調しておきたい。風疹もCRSもまれにではあるが命をおびやかす病気であり、ワクチンを接種することで防ぐことができる。自身の立場を差し置いてでも、筆者はそのことを伝えたいのだ。読者の方にはぜひ自身と異なる立場の人がどこか自身と縁がない話をしていると思うのではなく、どんな立場であれみなにかかわりがあることなのだと思ってひきつづき読み進めていただければうれしいなと思っている。

大リーガーになったＣＲＳ患者

ここからは、大リーグで活躍したＣＲＳ患者のカーティス・プライドさんについて紹介したい。

プライドさんは１９６８年、ワシントン生まれ。母親が妊娠中に風疹にかかっており、生まれつき難聴だった。わずかな聴力と、幼いころに覚えた口話法（コミュニケーションの手段として、音声言語を用いる方法。身につけるためには、話し手の唇の動きから話された言葉を理解する訓練や発声の訓練が必要になる）を用いて他者とコミュニケーションを図っているそうだ。

彼は、子どものころから秀才だったのだろう。ハーバード大学などと並んで「最も入学が難しい大学」として知られているジョン・Ｆ・ケネディハイスクール、ウィリアム・アンド・メアリー大学を卒業している。

彼は頭脳だけではなく、運動神経も優れていた。バスケットボールでは、所属チームで司令塔として活躍。サッカーでは米国代表として16歳以下世界選手権に出場し、2ゴールを挙げている。

そんな彼が選んだ職業は、野球選手だった。1993年モントリオール・エクスポズ（1969年に創設された球団。2005年より本拠地をカナダ・モントリオールから、米国の首都ワシントンD．C．に移転。チーム名をワシントン・ナショナルズに改称し現在に至っている）で、メジャーデビュー。記憶にも記録にも残る、プレーヤーになっていく。

メジャーデビューした1993年には活躍が認められ、逆境を克服したメジャーリーガーに贈られるトニー・コニグリアロ賞を受賞。1996年にはデトロイト・タイガース（1901年に創設された球団。かつて野茂英雄選手が、在籍したことで知られる）に移り95試合に出場。打率3割、ホームラン10本と自身最高の成績をおさめている。

その後いくつかの球団を渡り歩き、2003年にはニューヨーク・ヤンキース（1901年に創設され、メジャーリーグ屈指の名門球団。現在、マー君こと田中将大《まさひろ》選手が在籍している）と契約。7月6日にヤンキースの本拠地ヤンキー・スタジアムでホームランを放ち、注目を浴びた。

2003年10月29日の毎日新聞朝刊には、松井秀喜選手がプライド選手の活躍をたたえつつ「同じ（チームの）外野手ですから、僕もうかうかしていられない」とコメントしていたことが紹介されている。その後は、ケガに泣かされ2008年に引退。11年におよぶ選手生活に、幕をおろした。

2012年6月、米国のスポーツニュース配信サイト『Bleacher Report』は、全球団からメジャーリーグで活躍した選手1人ずつを取り上げた「各球団史上最高のサクセスストーリー」という記事でエクスポズ時代のプライド選手を取り上げている。この記事では彼のほかに、シアトル・マリナーズのイチロー選手、アトランタ・ブレーブスのハンク・アーロン選手（通算本塁打数が、メジャーリーグ歴代2位。王貞治氏と親交が深いことでも知られる）などを取り上げている。1つの記事の中でのこととはいえ、彼は偉大な選手たちと肩を並べる名選手となったのである。

引退後は、ギャローデット大学（ワシントンにある大学で聴覚に障害がある学生が、在学生の大半を占める）野球部ヘッドコーチをつとめている。また、2014年に行われた第3回世界身体障害者野球大会の際は米国代表の監督として来日し、決勝で日本代表を破り米国代表を優勝にみちびいている。

あるCRSかもしれない視覚障害者の半生

かづきさんやプライドさんのほかにも、障害がありながらそれぞれの場所で輝く人たちがいる。

最後に紹介するのは、33歳の会社員で生まれつき両眼が小眼球で視覚に障害がある杉林正春《まさはる》さんだ。杉林さんは、CRSだと診断を受けているわけではない。だが彼が生まれた年に多くのCRSの子どもが生まれていること、小眼球の原因の1つとして

ＣＲＳが考えられていることを伝えたうえで取材をお願いしたところ、これまでの自分の歩みを話すことが誰かの役に立つならうれしいとの思いで応じていただけることになった。（一方で残念ながら、ＣＲＳと診断された方にお話を聞くことはできなかった）。

というわけで杉林さんがＣＲＳであるかどうかは分からないが、ＣＲＳの症状として知られている小眼球の彼がこれまでどんな生活を送ってきたのかを紹介したい。

あれ、目が小さい⁉

杉林さんは１９８３年３月21日大阪市内の病院で、父・正光《まさみつ》さんと母・薫さんの次男として生まれた。正光さんのように正義感の強い人になってほしいという両親の思いと、春分の日に生まれたことにちなんで「正春」と名づけられた。

薫さんは正春さんが生まれた直後に新生児科の医師から右の眼球が小さいことを指摘されたが、気に留めなかったという。「眼球が小さいと言われても……正直ピンとこなかった」彼女は、当時をそう振り返る。

そんな薫さんが医師から聞かされた言葉を思い出すのは、正春さんがもうすぐ３カ月になろうかというころだった。

「おもちゃを顔に近づけても、興味がないというか楽しそうじゃないというか。あれ、お兄ちゃんのときもこんなだったかな？　と不安になって……よくよく顔をのぞきこんだら、やっぱり眼球が小さい気がする。そうか、眼球が小さいと見えにくいのかな」薫さんはそう思ったものの、大きくなったら追視するようになると思っていたという。

だが、正春さんのお兄ちゃんとの違いは追視をしないことだけではなかった。薫さんは、赤ちゃんのころの正春さんについてこう話す。「お兄ちゃんがテレビっ子だったので、うちでテレビをつけている時間が長かったんです。正春もテレビっ子になるかなとは思っていたんですが、ハイハイするようになるとテレビをつけるたびに画面の前まで近づくようになって……それじゃお兄ちゃんが見られないからテレビから引き離すんですが、すぐに画面に近づいていっちゃう。毎日その繰り返し。初めは言うことを聞かないとしか思わなかったんですが、何日かすると見えにくいからなのかなって不安に思うようになって……」

そしてその不安が、確信に変わる日がやってきた。「歩き始めてすぐのころでした。ある日、機嫌よさそうに家の中をとことこ歩きまわっていたので大きくなったなあとしみじみ見入っていたら、頭の高さにあった机の幕板（大人のひざの高さにある、横長の板）に頭をぶつけて泣き出して……これは相当視力が低いんだなと思いました」

小眼球の人の中には、上の方の視野が欠けている人がいる。彼も視野が欠けていて上方が見えず、ぶつかったのだろう。

検査の結果、薫さんは眼科医から正春さんの両目とも小眼球で視力が０．１以下であること、メガネやコンタクトレンズで矯正できないことを告げられた。彼女は、当時の心境をこう振り返る。

「頭をぶつけたことが印象に残っていたので、検査結果を聞いたときはやっぱりという感じでした。ショックはあったけどとにかく、なるべくお兄ちゃんと同じように育てようと思いました」

薫さんはお兄ちゃんと同じように育てることを心がける一方で、目が見えにくいことへの配慮も忘れなかった。正春さんが3歳になると、薫さんは彼と週3回盲学校の幼稚部に通った。取材中、薫さんがしきりに盲学校の先生への感謝の言葉を口にしていたのが印象的だった。特に、どうやって育てたらいいか丁寧にアドバイスしてくれた幼稚部の先生に感謝しているという。

また、薫さんはママ友に出会えたこともよかったと話している。

「近所にも正春と同い年の子どもを育てている人はいたけど、目のことをとやかく言われたらどうしようと思うと尻込みしちゃってママ友はできなかった。でも、盲学校だとみんな似た境遇だからすぐうちとけられた。大学病院の眼科って待たされるよねとか夜なかなか寝てくれないよねとか、そんな話ができてすごくうれしかった」

そして何より、日々正春さんが成長する姿をみられることがうれしかったという。

「とにかく、トランポリンが好きだった。友達と競い合うように、高くはねるのよね」

全身がバネみたいに思えたという彼の身体能力は、この後周囲を驚かせることになる。

正春さんは4歳を過ぎると、盲学校の幼稚部に週2回、保育園に週3回通うようになった。さらにその3カ月後には、週1回体操教室にも通うようになった。きっかけは、1歳年上の兄・正明《まさあき》さんが体操教室に通っていたことだった。薫さんは、当時のことを今でも鮮明に覚えているという。

「『お兄ちゃんが通っているから、僕も通いたい』と正春が言ったんです。トランポリンが好きだったけれど、見えにくいから教室に通わせるのはどうだろうと思いました。とはいえ、自分から何かしたいと正春が言ったのは初めてだったし、4歳の誕生日に3段の跳び箱を買って『これが跳べるようになったら、体操教室に行こうね』って言ったんです」

それから、正春さんの跳び箱への挑戦は始まった。初めのうちは、跳び乗るのに精いっぱいだった。薫さんはそんな彼を見て「跳び箱は、きっと無理だ」と思ったという。そんな彼に助け舟を出したのが、友達が妹を体操教室に連れてきて褒《ほ》められていたのをうらやましく思っていた正明さんだった。

2人の父・正光さんも当時のことをよく覚えているとのことで、話をうかがうことができた。

「正明が、毎晩正春に跳び箱の指導をするんです。妻とさすがに跳び箱は難しいだろうと話していたんですが、練習につきあっているとだんだん跳べるようになる気がしてきたんです」

そうこうしているうちに1カ月、2カ月と過ぎていった。体操教室は未就学児が対象だったため、正春さんが正明さんと通えるチャンスは1年弱しかない。正光さんは跳べないんじゃないかという思いをおさえ、兄弟を見守ったという。

そして跳び箱が自宅に届いてから3カ月が過ぎたある日、正春さんはついに跳べるようになった。薫さんはその日、感激して涙を流しながら兄弟を抱きしめたという。

「障害のある子どもを育てることになって、すごく苦労するんじゃないかと思った時期もありました。苦労がないとは言えないけど、でもそれ以上に2人の母親になれてよかったという思いがあります。体操教室には、正春が跳び箱を跳んだ翌日に正明と3人で申し込みに行きました」

まるで昨日のことのようにうれしそうに振り返る薫さんのはずんだ声が、印象的だった。体操教室に通い始めた正春さんは、小学校に入学するまでに5段の跳び箱が跳べるようになったという。

両親は保育園で多くの友達ができ、何にでも意欲的に取り組む正春さんを（盲学校小学部に通わせた方がいいのか迷うことなく）地元の小学校に入学させた。学校で苦労することがあっても、跳び箱のようにのりこえていけるだろう。親子とも、そう思っていた。

小学校入学　待っていた困難

親子に待っていたのは、厳しい現実だった。

正春さんの小学校生活について、「親子ともどもこんなに苦労するとは、思ってもみなかった」と薫さんは話す。

「入学して半年もたたないうちに、勉強でつまずいてしまったんです。とにかく、漢字が書けない。よく見えていないせいかお手本の漢字のとめ、はね、はらいを正確にまねして書き写すことができない。だから間違えて覚えちゃって、テストで書くと全部バツ。バツばかりのテストを見ては、落ち込む日々が続きました」

正春さんは漢字にくわえ、板書を書き写すことにも苦手意識があったそうだ。

「板書は単眼鏡（片方の目で拡大して見ることを目的に作られた、１本の筒状の光学器械。双眼鏡と機能は同じだが、レンズが１つしかないものと考えると分かりやすい）で見て覚えてノートに書き写すようにしていたんだけど、授業のスピードが速いとても追いつかない。それにノートの罫線《けいせん》が見えなかったからまっすぐ書くことができず、いつもぐちゃぐちゃ。自宅に帰って見返したら、自分が書いたはずなのに何が書いてあるのか分からないことも多かった」

薫さんがそんなノートを見かねて幼稚部のころに通っていた盲学校に連絡を取り、罫線が太くて濃いノートがあることを知った。そして、「ノート問題」はひとまず解決した。だが漢字は苦手なまま学年は上がっていき、そのせいで国語が大の苦手に。正春さんにそのことを確認すると、やや不満そうにこう話してくれた。

「たしかに、苦手だった。でもそれは、目が見えにくいこと以上に見えにくいゆえの配慮がなかったことが影響していると思う。いま弱視で小学校に通っている子どもたちは、拡大教科書（目が見えにくい弱視の児童、生徒のために通常の検定教科書の文字を大きく太く書き写し、図版やイラストなどを見やすく変えた教科書のこと。現在は、教科書出版社から小学校と中学校すべての検定教科書の拡大版が発行されている）が簡単に手に入るし、親御さんがその気になればパソコンで大きなサイズの漢字のプリントを簡単に作ることができる。でも、僕が小学生のころはそうじゃなかった。とにかく繰り返し書かされて、テストでバツもらって終わり。そりゃ、イヤにもなるよ」

算数と理科は人並みの成績だが、社会も「教科書に漢字が多い気がして」苦手だったそうだ。図工と家庭科も苦手だったそうだが、音楽と体育は成績がまずまずよかったという。

「音楽は耳から聞くことはよく覚えられるからか、得意な方だった。体育は、球技は苦手だったけどマット運動や跳び箱は得意だった。跳び箱は5年のときに8段跳べるようになって、それから『もっと高い跳び箱を、授業で使わないのかな』って思っていた」

4段の跳び箱さえ跳べるかあやしい筆者からすれば8段は十分高い気がするのだが。

それはさておき、小学校生活で最も苦労したのは8段の跳び箱が跳べるようになってからだという。正春さんは、当時をこう振り返る。

「担任が、冷たかった。跳び箱の次に体育でやったのがバスケットボールなんだけど試合中にまごついていたら、『サボるな。バスケは、ボール大きいから見えるだろ。パスをもらうために走れ』って言われて。それでクラスメートも僕がサボっていると思うようになって……」

そこから、クラスメートとの距離を感じ始めるようになったという。バスケットボールは、卓球や野球で使うボールに比べればたしかに大きい。だからといってバスケットボールが、目が見えにくい人にとってつきやすいスポーツであるというわけではない。正春さんが跳び箱を跳び越えられたのは「何歩目で跳ぶ」と決め、スピードにのった助走を行っていたからだろう。跳び箱がある場所を覚えているからこそ、軽々と跳び越えることができた。

だが、バスケットボールはそうはいかない。ボールをもらいにいこうと走れば、相手はそれを防ごうと彼とボールの間に入ってくる。その間に、正春さんからボールが遠のいてしまうこともある。ボールの動きを追って、顔だけ動かしてしまうことだってある。正春さんはサボっていたわけではないが、そうみられてしまったのだろう。

高学年になり、増した苦労

薫さんも、正春さんが小学校高学年だったころのことをよく覚えていた。

「5年生のときの担任は、大学を卒業したばかりの男の先生でした。『努力は、必ず報われる』と子どもにも保護者にも繰り返し説く人だったんですが、ただそう言うだけで子どもたちをやる気にさせたり学力を向上させたりする工夫はしてくれない気がしていました。それ以前に、子どもたちの能力をちゃんと把握してなかった。努力が結果と結びつくのは努力により能力が向上したからであり、能力がなければ努力しても結果は出せないという視点がない。視覚障害者の場合、自動車運転免許の取得などほかの人と同じようにできるようには決してならないことがありますよね。それに、努力するにも拡大してもらったプリントを使うなどほかの人とは違う配慮をしてもらった方がいいこともある。配慮をしようという視点もなしに、ただ努力の大切さだけ説かれてむなしく思えました」

よかれと思って放たれる担任の言葉。子どもたちはそれを信じ、ときに先生をまねして同級生に説教する子どももあらわれる。悪いことではないように思えるかもしれないが、正春さんに待っていたのは自分と他者を比べるようになった子どもたちが、「努力」という言葉を使って学業などで思うように結果が出ない児童を追いつめていく険悪な空気の中で過ごす毎日だった。

正春さんは、当時をこう振り返る。

「『むなしい』という言葉が、学校ですごくはやった。先生は意味が分からないと言ったけれど、同級生はその意味が分かっていたと思う。努力しても結果が出なければ、『努力しろ』と責められる。一方で、テストでいい点を取っても認めてもらえない。

だから、むなしい。でも自分よりできていないと思う人に、『努力しろ』と言うことはやめられなかった。誰かに『努力しろ』と言うことで初めて、自分は責めている相手より努力していると認識できて爽快《そうかい》な気分になれた。みな誰かができないことを見つけることで、『自分は、努力していないわけじゃない』ことを確認していました」

正春さんは給食を運ぶときや集会で並ぶときなどに「もっと早く」とせかされて、つらい思いをすることが多かったそうだ。だが、せかすことが悪いことだとも思えない。彼は誰にも言えないつらさをかかえて、日々過ごすことになったのである。

まじめではあるけれど

「授業で手さげ袋を作る課題があって放課後も残って丁寧に仕上げたつもりだけど、すぐに穴があいてしまった。給食当番でスープを入れるときに、全員分入れるまでになくなってしまったこともある。その次の日は全員分入れられるようにと思って気をつけて入れたら、多い人と少ない人で差がありすぎると文句を言われた。小学校高学年のころ、自分はホント『真面目系クズ』だなと思っていました」

彼の口から出た『真面目系クズ』という言葉が、印象に残った。『真面目系クズ』とは、真面目で高い能力を持っているという期待を抱かせるが、実際は頭が悪かったりコミュニケーション能力がなかったりして残念な印象を与える人のこと。電子掲示板サイト『2ちゃんねる』で生まれ、若者に広まった言葉だ。

正春さんは、人間関係でも悩みがあったようだ。

「うまく言えないけど、見えにくいことによってコミュニケーションで苦労することは多い。小学生ながらに、そんなことを感じていた。仲がいい同級生もいなくはなかったけど、もっとみんなと同じように遊べたらいいなと歯がゆく感じることは多かった」

見えにくさによってコミュニケーションで苦労を感じるのは、彼だけではない。2005年に内閣府が「障害のある当事者からのメッセージ」を募集したところ、137人もの視覚障害者が「人の視線や表情が理解できず、コミュニケーションに苦労する」という意見を寄せている。また視力が低下した状態でも「喜び」と「驚き」は知覚しやすい一方で、表情が悲しみをあらわすものにゆっくりと変わっていく場合には知覚できない可能性があるとする研究結果もある。

見えにくいと楽しめない遊びが流行したことも、正春さんにとって不運だっただろう。同級生の多くがスーパーファミコン発売（1990年　正春さんが小学1年のとき）以降テレビゲームに熱中し、Jリーグ開幕（1993年　正春さんが小学4年のとき）以後サッカーに興じたが、彼がそれらに誘われることはなかったという。

高学年になると成績が下がり、学校に行く以外は家にとじこもりがちになった正春さん。そんな彼の姿を見て、薫さんは気が気ではなかったという。彼女は、当時をこう振り返る。

「小学生のときは、親が勉強の面倒をみないといけないと思っていました。盲学校でアドバイスをもらって、弱視でも使いやすい定規や立体的なピースでできた日本地図のパズルを買い与え、宿題はそばについてみるようにしていました。読書を好きになってほしいと思い、正春を連れて図書館に大活字本を探しに行くこともありました」

そんな薫さんの熱心な働きかけの甲斐もあって、正春さんはまずまずの成績を維持することができた。また読書が趣味になり、毎週のように図書館に通うようになった。読書が趣味という一面は、彼の初恋のきっかけになるのだが、それはもうすこし先の話になる。

6年生になって

担任もクラスメートも5年から変わらず持ち上がり、5年のときと同じような1年を過ごすと思っていた正春さん。そんな彼の周りで思いもよらぬ2つのできごとが起きた。

1つ目のできごとは、4月から真帆という女の子が転校してきて同じクラスになったことだった。正春さんは、真帆さんとずっと席が隣同士だった縁もあって、彼女のことをよく覚えているという。

「クラスメートだったけど、背は小さいし九九はできないし、苦手な僕よりも漢字が書けないし、とても同学年だとは思えなかった。転校してきて数日は遅刻せず登校してきたけど、しばらくたつと2時間目に来るようになり、3時間目に来るようになり、そのうち給食前に来るようになり、みんなが『給食のために、学校に来ているんじゃないか』って思うようになっていった」

そして、事件は起こった。給食当番が「食べるだけのために学校に来ているやつには、やらない」と給食を配るのを拒んだところ、真帆さんが給食当番につかみかかってけんかになったのだ。それ以来、クラスで真帆さんへのいじめが始まった。学力が低くいつもボロボロの服で登校する彼女に「近づくな」などと暴言を吐く者、断固として無視する者があらわれた。真帆さんがつかみかかった相手に謝罪しなかったこともあって、彼女に味方する者は誰もいなかった。

正春さんは、そんなクラスの状況を達観しているところがあったようだ。「起こるべくして、起こったいじめだった」という一言が印象的だった。彼はそのようなことは決して口にしなかったが、同級生と同じ中学に行きたくないと思っていたとしてもおかしくないように思われた。

もう1つのできごとが起こったのは、10月のことだった。4月から中学校に通っていた兄の正光さんが入部したサッカー部で、2年生部員から殴る蹴るの暴行を受けたのだ。

正光さんに、事件の真相を聞いてみた。

「秋の区大会で2回戦に勝った後、自分を含めた複数の1年生部員が2年生部員から河川敷に呼び出された。自主練習かと思って行ったら『態度が悪い』と言われてボコボコにされた。レギュラーを奪われた2年生による、1年生への腹いせだった」

この事件を受けて、サッカー部は3回戦を辞退。ケガは軽傷だったものの、正光さんは退部する道を選んだ。当時のことを、正光さんはこう振り返る。

「サッカー部では、ひどい目にあった。これからってときに、上級生のせいで出場辞退ですからね。やる気なくしましたよ。正春は、盲学校に行ってよかったと思うよ。正春って、『サカキバラ世代』でしょ。うちの中学の『サカキバラ世代』は毎日校内で窓ガラス割るやついるわ、教室でナイフ振り回して先生をケガさせたやつはいるわ、すごかったみたいよ」

信じられないかもしれないが、正春さんが中学生のころは『サカキバラ世代』をはじめとする多くの小中学生が「護身用に」ナイフを持ち歩いていた。その背景には、1995年度（筆者と正春さんが小学校6年生のとき）の中学校での校内暴力が前年比27％増の5954件にのぼり、その後も増加傾向にあったこともあって中学生の体感治安がきわめて悪く、ナイフを持ち歩いて護身せざるをえなかったことがある。それは違法行為であるが、結果として多くの生徒間の暴力を防ぐ手立てとして有効だったと思われる。

中学から盲学校へ

1995年4月、正春さんは大阪市内にある盲学校の中学部に入学した。

入学直後は、小学校との違いにとまどいを隠せなかったという。

「一番とまどったのは、同級生の数の違いですね。小学校では同じクラスだけで、同級生が38人。2クラスあったから、70人をこえる同級生がいた。それが中学では1年生が、自分を含めてたった4人。みんな視覚に障害があるという点では同じだけれど、見え方も性格も全然違う。仲良くやっていけるか、初めのうちは不安だった」

小さいころから全盲でピアニストをめざしている巧、「すりガラスを通して見ているよう」で将来は歌とマッサージで高齢者を癒したいと思っている多恵、小学校5年生のときに視野が狭くなる病気が見つかり中学から盲学校に通うことになった由利。正春さんが言うように、同級生にはそれぞれの個性があった。

正春さんは、とまどいとともにそれまで感じたことのないときめきも感じていた。

「赤い実はじけた」前後の自身について、こう振り返ってくれた。

「由利ちゃんのことは、初めて会ったときから気になっていた。かわいくて、頭がよさそうにもみえた。中学部から盲学校に通い始めたところが自分と同じで、親近感もあった。毎日由利ちゃんの隣で勉強できると思うだけで幸せだったけど、もっと2人でいっしょにいたいと思うようにもなった」

人生初の片思い。もっと2人でいるためにはどうしたらいいか、正春さんは頭を悩ませた。そんな彼と由利さんをつないだのは、1冊の本だった。

2人をつないだ『二十四の瞳』

オクテな正春さんは、なかなか自分から由利さんに話しかけられずにいた。思い切って話しかけてみよう。彼がそう思ったのはある日の昼休み、自分が読んだことがある壺井栄著・三芳悌吉《みよしていきち》画『二十四の瞳　下巻（大活字本シリーズ）』（埼玉福祉会）を由利さんが読んでいるときだった。

「それ、僕も読んだことあるよ。戦争は、いけないいって思うよね」

勇気を出してそう話しかけた正春さんは、「そうだね」という答えが返ってきて会話がはずむことを期待していた。だが、由利さんの反応は意外なものだった。

「目が見えなくなったら、やっぱりマッサージしかできないのかな」

意外な反応に、正春さんはとまどった。『二十四の瞳』の終盤、戦争で失明した磯吉が指圧師になろうと思うと語るシーンがある。失明した磯吉と、だんだん見えにくくなっていく自分を重ねての発言だった。とまどう正春さんを前に、由利さんは思いの丈を語った。

「私はマッサージじゃなくて、本屋や図書館で本にかかわる仕事がしたい。無理かな？」

突然の問いかけに、正春さんは頭が真っ白になったという。自分が通っている図書館で、視覚に障害がある職員を見かけたことはない。自分たちは、簡単に本を探すことはできない。だから、無理かもしれない。でも、ここで無理と言ってしまったら……。さまざまな思いが、頭の中をかけめぐった。そして彼が出した答えは……

「できる」でも「できない」でもなかった。

「本屋や図書館で仕事ができるかと言われたら、正直分からない。でも、本にかかわる仕事ができるように努力することはできると思う。国語を一生懸命勉強するとか、本屋や図書館で働いている人に話を聞いてみるとか。由利ちゃんは優しいし本に詳しそうだから、由利ちゃんが本屋で働き始めたら僕はお客さんとして本屋に行きたいな」

由利は、押し黙った。何か傷つくことを言っただろうか。そう思った正春さんには、彼女が押し黙った時間が実際の何倍にも長く感じられた。しばしの沈黙の後、由利はぽつりとつぶやいた。

「無理だって言われなかったの、初めて」

とまどう正春さんをよそに、由利は続けた。

「お母さんにも、友達にも、あなたに本にかかわる仕事なんて無理よって言われてた。自分でも、そうかなって思ってた。でも、そうだよね。無理かなんて分かんないよね。ありがとう。ちょっと勇気出た」

由利はあふれ出る涙をぬぐい、正春さんに笑顔をみせた。これを機に、2人の距離はぐんと縮んでいった。


もっといっしょに大作戦！

『二十四の瞳』をめぐるやり取り以来、由利さんとの距離をつめた正春さんだったが、2人で過ごせる時間は多くなかった。おたがいの家が離れているから、気軽に遊びに行くこともできない。だからといって、学校内で2人きりで過ごしているところを誰かに見られるのは恥ずかしい。

そんな正春さん（と同級生）に、生徒会役員募集の知らせが舞い込んだのは夏休みが終わってすぐのことだった。「2人、男女1人ずつ」という条件を見た瞬間、正春さんはひらめいた。「由利ちゃんといっしょに役員になれば、いっしょにいられる時間が増える！」

正春さんは由利さんを誘って、そろって生徒会役員に立候補。結果2人は、1年の10月から2年の終わりまで1年半にわたって役員を務めることになった。

1年のときから2年間にわたって正春さんたちを担任した浦理沙子先生に、当時の生徒会の様子について聞くことができた。

「あのころの生徒会は役員の人数が4人～5人と多くはなかったのですが、とても意欲的に活動していました。正春さんたちが入学したのは阪神・淡路大震災が起こった年で、盲学校の近くにある中学校の生徒会といっしょに募金活動をしたのをよく覚えています。正春さんも由利さんも中学部から盲学校に入ってとまどいがあったと思うけれど、中学入学前の経験も大切にしながらうまく学校の中心になってくれていたと思います。勉強も、がんばっていましたよ」

小学校では、成績が「そこそこ」だったという正春さん。中学での成績はどうだったのだろうか。正春さんに尋ねると、恥ずかしそうに、こう答えてくれた。

「成績は、のびました。テストで由利ちゃんに恥ずかしい点は見せられないという思いもあって、苦手だった国語も必死に勉強しましたよ」

はずんだ声に、中学校生活の充実ぶりがうかがえた。

卒業後どうする？

正春さんは中学部卒業後、中央盲学校高等部に進学することになった。

中央盲学校は、東京都にある国立の盲学校だ。なぜ大阪に住んでいた正春さんが、東京の学校に進学することになったのか。彼が3年のときに進路指導部長を務めておられた和田直保《なおやす》さんに、いきさつを聞くことができた。

「彼に中央盲学校を勧めたのは、私です。高校に行ってもっと勉強したいと言っていたので、それならと思って勧めました。中央盲学校は高等学校に準じた教育に力を入れている学校で、大学進学率が高い。正春さんに、ぴったりだと思いました。進学後は、親とも中学部で仲良くなった友達とも離ればなれになるのが少し心配ではありましたが、生徒会活動を通じ多くの友達を作った彼なら東京でもきっとうまくやっていけると思いました」

1998年2月、正春さんは入学試験に合格し中央盲学校への進学を決めた。高校時代の３年間を、世紀末の東京で過ごすことになったのである。

とまどいから始まった高校生活

正春さんの高校生活にふれる前に、同級生の進路を紹介しておこう。

巧さんはピアニストをめざして中学部を過ごしたのとは別の盲学校の高等部音楽科へ、多恵さんはマッサージ師の資格取得をめざして通っていた盲学校の高等部理療科へ進んだ。由利さんは、通っていた盲学校の高等部普通科へ進学した。

「また、同級生に知り合いがいない中で学校生活が始まったんですね」と正春さんに話しかけると、うなずきながら進学後とまどったことについて話してくれた。

「知り合いがいない状況は覚悟していたんですが、同級生が全国から来ているところにはとまどいました。北は北海道から、南は鹿児島県まで全国から来ていたから、入学直後は特に方言にとまどいました。東北から来た同級生が話していることは、入学したばかりのころは全然分からなかったですね。自分が話す言葉はみんなに通じると思ったけど、『うっとこ』（大阪の方言。「私のところ」「私の家」という意味）とか『えげつない』（大阪の方言。「ひどい」「悪い」という意味）とか、通じないんですね。クラスで何人かと話をしているときに、『〈うっとこ〉って何？』って聞かれて、ビックリしたことがあります」

長年京都暮らしの筆者も、「うっとこ」はよく使う。通じないとはたしかに驚きだ。

親元を離れて生活することにも、とまどったそうだ。寄宿舎生活について、話を聞いた。

「寄宿舎には、同級生16人のうち13人が入っていました。中学部や高等部専攻科（マッサージ師などを養成する学科。高校を卒業した生徒を対象に、設置されている）の人も含めると、100人近くが寄宿舎から学校に通っていたようです。

掃除当番があって、1カ月に1回は食堂やトイレの掃除をやらないといけないんですよ。『うっとこ』では親に任せきりだったので、親のありがたみが分かりました。

掃除は面倒でしたが、他学年の生徒とも仲良くなれたし寄宿舎で生活できたのはよかったです。ノストラダムスが地球滅亡を予言していた時期にみんなで和室に集まって寝たのは、いい思い出です」

地球滅亡が予言されていた時期、筆者は数学の宿題に苦戦し「地球が滅亡したら、宿題やらなくて済むのに」と考えていたなあ。正春さんは、しっかり勉強していたのだろうか。

担任の影響を受けて

もっと勉強がしたいとの思いで進学しただけに、正春さんは意欲的に勉学に励んだそうだ。高校生活について、こんな話を聞かせてくれた。

「まじめに勉強しましたよ。山名先生の現代社会の授業が、おもしろかった。先生の授業がきっかけで経済に興味を持ち、大学でも勉強したいと思うようになりました。進学という目標ができて、勉強に力が入りました」

山名先生は、彼が1年生のときのクラス担任でもあった。正春さんは山名先生に誘われ、陸上部に入っていた。

どうして彼を陸上部に誘ったのか。山名先生に話を聞くことができた。

「入学したばかりのころ正春さんから跳び箱が得意だと聞いて、素質があるんじゃないかと思って誘いました。勉強にも部活動にも熱心に取り組む生徒でしたよ。彼が関東大会で入賞して、陸上部のみんなでお祝いしたのをよく覚えています」

山名先生に調べてもらったところ、正春さんは2年のときに出場した関東地区盲学校陸上競技大会1500メートル走で5位入賞を果たしていたことが分かった。パラリンピック出場をめざして練習に励む者が上位を占めることを思えば5位というのは大健闘だが、それをひけらかさないのが正春さんらしい。

2001年3月、正春さんは高校生活を終え大阪の実家に戻った。4月からは、関西経済大学に通う大学生になる、みずから望んだ進路だったが、実は不安でいっぱいだった。

不安のりこえ、切り開いた道

正春さんは大学入学前、強い不安を抱いていたという。

「中高とずっと視覚に障害がある同級生と過ごしていたけれど、大学だと周りはみんな健常者。人間関係が、不安でしたね」

そんな不安をやわらげたのは、彼が4年間在籍した資格ゲッターズサークル『とるンダー』の仲間たちだった。『とるンダー』のOBで彼の1年先輩だった小寺いずみさんに話を聞くことができた。

「『とるンダー』は、『資格も、仲間も、思い出も』ゲットしたい人たちのためのサークルです。私が所属していたころは、30人近いメンバーがいました。活動内容は毎週のミーティングに、3カ月に1回の合格祝賀会、9月の合宿と盛りだくさんでした。

ギバちゃんは、私が勧誘したのがきっかけで入ってくれました。彼の印象ですか？ ふだんは無口だけどお酒に酔うとおしゃべりになるところが、ギャップがあっておもしろかった。コツコツ勉強して英検準1級を取るなどまじめなところもありました」

スギバヤシのうちの2文字を取って、「ギバちゃん」と呼ばれるようになったのだろう。粋なニックネームからも、彼が『とるンダー』になじんでいたことがうかがえる。

就職活動　苦難の末に

充実した大学生活を送った正春さん。そんな彼も、就職活動の時期を迎えた。初め「資格も取ったし、しっかり自分をPRできれば内定は出るだろう」と思っていたそうだが、就職活動は彼にとって想像以上に厳しいものだった。

正春さんの就職活動にふれる前に、障害がある大学生の就職活動事情を紹介しておこう。

就職情報サイトでエントリーして履歴書を送り面接や筆記試験を受けて内定を得るという流れは、障害がない学生と変わらない。障害がない学生との大きな違いは、障害者枠での内定をめざして活動するということだ。

障害者枠での採用活動が行われる背景には、障害者の雇用の促進等に関する法律で事業主に対して雇用する労働者に占める障害者の割合が一定（法定雇用率）以上（従業員50人以上の民間企業なら、2．2％）になるよう義務づけられていることがある。法定雇用率を下回っている事業主（常用雇用労働者100人超）は、不足する人数に応じて障害者雇用納付金が徴収される。ゆえに多くの事業者が法定雇用率を達成することをめざし、障害者枠をもうけて採用活動を行っているのだ。

障害者雇用率について言えば、ダブルカウント制度（身体障害者、知的障害者のうち1級または2級の障害者手帳を持つ重度障害者を1人雇用した場合、障害者を2人雇用したものとみなす制度）はあるが、障害種別によってカウントが変わることはない。そこで多くの事業者は業務に支障がない程度に軽い、職場で配慮の必要がないと思われる障害者の獲得をめざすことになる。

そんな状況下において、視覚に障害のある学生の立場はとりわけ厳しい。株式会社第一生命経済研究所が2006年に行った調査によると、視覚障害者を雇用していると答えた企業は全体の21.1%で、肢体不自由者を雇用していると答えた企業（全体の78.3%）の4分の1以下、内部障害者を雇用していると答えた企業（全体の60.4%）の3分の1強にすぎない。

つらい思いを振り返ることになったせいか、就職活動について語る正春さんの顔には落胆の色がにじんでいた。

「視覚障害者は、不利ですよね。私はわずかに視力があってそれを活用して仕事ができるんですが、そのことがなかなか企業側に伝わらなかったように思います。面接で『ほんとに1人で通勤できるんですか？』って聞かれて、絶句したこともありました」

電車やバスに乗って、1人で通勤している視覚障害者はたくさんいる。だが、通勤災害を起こさないか不安だからと視覚障害者の雇用をためらう企業もあるようだ。視覚障害者の雇用率が視覚以外に障害を持つ者に比べて低い理由としてはほかにも、仕事をするためにパソコン画面を拡大したりウェブページの文章などを読み上げたりするソフトを使う必要があるが会社側で導入が難しい、視覚障害者と働くことに拒否感を持つ人が多いことが考えられる。

正春さんは面接の際に自分ができること、できないことを丁寧に説明することを心がけるなど内定獲得をめざし努力を重ねた。だが、内定が得られぬまま大学4年のゴールデンウイークを迎えることとなった。

不安だったのではないか。当時の心境を、聞いてみた。

「不安でした。周りでどんどん内定をもらう人が増えてくるし、求人は減ってくるし。ただ『とるンダー』で同期の龍平と雪乃も内定もらえてなくて、『内定もらえてないのは、自分だけじゃない』と思うと安心できた」

「自分と同じように『できない』仲間の存在、ありがたいよね」という筆者の言葉にうなずいた後、彼はその後について話し始めた。

「4月にエントリーして、2次面接までパスした会社から『3日間うちで、アルバイトしてみないか？』って言われて、アルバイトをしました。ファイリングと入力作業が、おもな仕事でした。この3日間で内定がもらえるか決まると思って、緊張したのを覚えています。評価していただけるところがあったのか、7月に内定をいただきました。時間はかかったけど、内定がもらえてほんとうによかったなって今でも思います」

2004年度に大学を卒業した者の就職率は、93.1%。就職氷河期の真っただ中で、大学卒業後フリーターや派遣労働者になる者も少なくない中での内定だった。

2005年4月から、正春さんは某大手メーカーの大阪事務所で働かれている。入社以来一貫して総務人事担当部門で働かれており、今は就職を希望する学生への面接や社員研修の講師などさまざまな仕事を担当されているそうだ。

マラソンでゴール　その先に

正春さんには、市民ランナーとして大会に出場されていた時期があった。マラソンをするようになったきっかけは２００５年（就職した年）に巧さんのコンサートに多恵さんと由利さんと行った際、多恵さんにマラソン大会に出場しないかと誘われたことだった。同級生だった多恵さんは、接骨院に就職しマッサージ師としてキャリアを重ねていた。また、由利さんは大阪市内の図書館で司書として働き始めていた。巧さんはドイツで行われたピアノコンクールで賞を取り、プロのピアニストとして歩み始めていた。夢をかなえて輝く同級生は、正春さんの励みになっていた。

当初は「長い距離を走り切れるかどうか」と不安をもらしていたが、練習を始めて1年後に出場した視覚障害者マラソン大会（男子・10キロ）ではパラリンピックに出場したことがある選手に食らいついて3位入賞を果たす快走を見せ周囲を驚かせた。大会後、彼はブログに「3位でした！　応援いただいたみな3きゅう！」というコメントを添え笑顔で表彰式にのぞむ写真をアップした。筆者はそれを見て、彼にはユニークなところがあるんだなと思ったことを覚えている。

だがそんな彼が完走後、由利さんにプロポーズしていたことはこのときはまだ知る由もなかった。

結婚　そして

２００９年5月15日、正春さんと由利さんは『二十四の瞳』について語り合ってから12年の記念日に入籍した。その翌月に行われた結婚披露宴に、筆者も参加している。

巧さんの伴奏で多恵さんがウェディングソングを歌った出し物には、たいへん感動させられた。

2011年、2人の間に男の子が生まれた。2人は、清く正しくそして幸せに生きてほしいとの思いをこめて「正幸《まさゆき》」と名づけた。

正幸くんの5歳の誕生日に、正春さんにインタビューさせていただいた。その最後、正春さんに風疹の予防接種を呼びかける活動について聞いた。父親としての実感のこもった答えがすてきだったので、紹介したい。

「とてもいいことだと思います。風疹にかかって苦しむ人が、出なくなるといいですね。それと同時に、CRSをはじめとするさまざまな原因で障害を持って生まれた人が、幸せに生きられる世の中であってほしいと思います。どんな境遇でも、障害があると分かっていても、生まれてくる子どもが誰かに『誕生おめでとう』と祝ってもらえる。そういう社会にも、なってほしいですね」

生まれてくるすべての子どもが、「誕生おめでとう」と祝ってもらえる社会になってほしい。筆者も、同感だ。

杉林さんの事例をふりかえって

ここまでCRSかもしれない杉林正春さんの半生について、みてきた。なお、登場人物の名前はすべて仮名であり、登場する団体・学校はすべて架空のものである。また正春さんの半生は、複数の視覚障害者の体験を組み合わせて描いた架空の人物の半生であることをここに記しておきたい（とはいえ、まったくの作り話ではなく、結婚して子育てされていたり図書館で働かれていたり就学前に6段の跳び箱を跳んだりする視覚障害者は、現に実在することも明記しておきたい）。

また杉林さんの事例をふまえ、強調しておきたいことがある。それは、「ひとりひとり違う」ということだ。そのことは、正春さんの中学部の同級生の見え方も卒業後の進路もひとりひとり違ったことからもお分かりいただけるであろう。CRSの場合、症状が出る部位に応じて生じる困難は異なる。聴覚に障害が出れば他者とのコミュニケーションが困難になるかもしれないし、知的障害が出れば勉学でのつまずきが大きくなるかもしれない。

正春さんが学生だったころ、就職したころと今では障害児（者）の教育・就労をめぐる状況が異なっていることも強調しておきたい。

２００７年4月からは「特別支援教育」が学校教育法に位置づけられ、すべての学校で障害のある幼児児童生徒の支援をさらに充実していくべく取り組みが進んでいる。特別支援教育体制を受けて、盲学校・ろう学校の中には機能を拡充したところがある。盲学校（「視覚特別支援学校」や「視覚支援学校」と名称を変えたところもある）の中には、専門の部署をもうけて地域の小・中学校等に在籍する視覚障害児への支援を行うなど、校外の児童生徒への支援の取り組みを強化するところもある。ろう学校（「聴覚特別支援学校」や「聴覚総合支援校」と名称を変えたところもある）では、聴覚に障害がある乳幼児がいる家族への相談支援に組織として取り組むようになったところが多い。

むろん、特別支援教育体制が構築されたからといって障害のある子どもたちが幸せに暮らせるようになるかは分からない。

今を生きる子どもは、今という時代なりの困難があることだろう。いつの時代を生きる子どもたちも、健やかに成長することを願ってやまない。

障害者の就労をめぐる状況は依然厳しいが、それでも正春さんが就職したころに比べると雇用される障害者は増えている。２０１５年に民間企業に雇用されている障害者は、正春さんが就職した２００５年の１．５倍以上にのぼる。

障害があっても働くことが当たり前のようになりつつあるが、一方で能力がなく（高まる見込みもなく）就労できない障害者が多数いることも忘れてはならない。そうした人たちが日中安心して過ごせる場所をどう作るのかということも、障害者が就労する場を増やすこととともに大きな課題だろう。

むすびに

ここまで「生まれ、生きていく」ことを前提に、ＣＲＳの人たちについてみてきた。

だが、「生まれ、生きていく」ことは、ＣＲＳの「子ども」たちにとって簡単ではない。母親が妊娠中に風疹にかかっており障害があるかもしれないと分かった時点で、中絶される「子ども」が多いからだ。これまでどのくらいの「子ども」が、中絶されてきたのだろうか。また多くの中絶の背景には、何があるのだろうか。次章では、「ＣＲＳと中絶」をめぐる旅にあなたをご案内しよう。

第４章　ＣＲＳと中絶

旅に出る前に

白い星が降る夜に　僕からの讃美歌を
蒼い銀河のかなたにＵＦＯが
君を連れて消えていく
白い病院で消えた　幻の命に
眠れない夜に夢で逢えたらと
蒼い月に祈るんだ
（『世界の終わり』の楽曲『幻の命』より）

先の歌詞を見るだけでつらくなったあなたには、本章を読むことはおすすめできない。ここから本章で描かれるのはひたすら「中絶」である。推理小説よりはるかに速いペースで、多くの命が終わりを迎えていく。つらい。筆者は本章を書いている間ずっと、悪夢にうなされることになった。

筆者としてはそうまでしても書かずにはいられなかったテーマなのだが、つらい内容を含んでいることから必ず読んでほしいとは思っていない。どうかあなたは、あなたの心の安らぎを大切に。つらくなりそうな人には、風疹で苦しむ人を出さないためにどうすればよいかつづった第５章にジャンプすることをおすすめしたい。

さてここまで読んでつらくなることを覚悟いただけるなら、いっしょに出ていただけますか？　あまりに悲しい、この旅に。

明らかにされている「風疹による中絶」の数

CRSに起因する中絶の数を、はっきりと示すデータはほとんどない。だが、少ないデータからでも、風疹にかかった女性の多くが中絶した事実を知ることができる。

第1章でも紹介した通り、1964年から1965年にかけて米国で発生した流行では、11000件の「自然流産と（胎児が深刻なリスクにさらされていると通知されたうえでの）中絶」があったという。また1977年にハワイ州で流行した際は、妊娠中に風疹になった女性12人のうち11人が中絶を行ったという報告がある。

日本では、どうか。第1章でも登場した加藤茂孝は著書『人類と感染症の歴史』（丸善出版）の中で「風疹によると思われる人工および自然流産数は、1973年～1998年の25年間で約2万5千例と推計された」ことを明らかにしている。この2万5千という数字は、ほぼ同時期に出生したCRS患児の59倍に上る数だという。

また国立感染症研究所感染症情報センターは、『IDWR』（感染症発生動向調査速報）2002年第21週号の中で「かつては風疹感染を危惧《きぐ》した人工流産例も多く見られた」として風疹感染を理由とする人工流産数と人工流産率を紹介している。

風疹感染を危惧した中絶は、『ＩＤＷＲ』で指摘されたような「かつて」起こっていたことなのだろうか。

21世紀になってからは

２００４年８月に、厚生労働科学研究費補助金新興・再興感染症研究事業分担研究班は「風疹流行および先天性風疹症候群の発生抑制に関する緊急提言」の中で、「これまでにも妊婦の風疹罹患（疑いを含む）に関連するものと推測される人工妊娠中絶が風疹流行の推移に伴って変動してきた事実もあり、今後の風疹流行を考えると危惧される事態といわざるを得ない」と指摘している。

また、産婦人科医の太田寛《ひろし》は２０１３年４月に出演したラジオ番組の中で、「（風疹の）可能性があると言われた時点で中絶を選ぶ人がある一定数いて、風疹が流行する年には中絶が増えます」と述べている。

前出の加藤茂孝は２０１５年６月18日に自身のフェイスブックのページに（２０１２年から２０１４年までに45人のＣＲＳの子どもが生まれているが）、「その陰には２０００例余の中絶があったかもしれません」と書き込んでいる。その影響か２０１３年の人工流産の前年比減少率は、１９９８年以降で最も低い（前年に比べ人工流産が増加した２０００年、２００２年を除く）。風疹罹患（疑いを含む）に関連するものと推測される中絶は、決して「かつて」のことではないのだ。

厚生労働省は１９９４年４月以降、かかった子どもがＣＲＳだと診断したら医師が保健

人工流産の前年比減少率（1998 年 ~2014 年）
※**厚生労働省**人口動態総覧の年次推移より算出

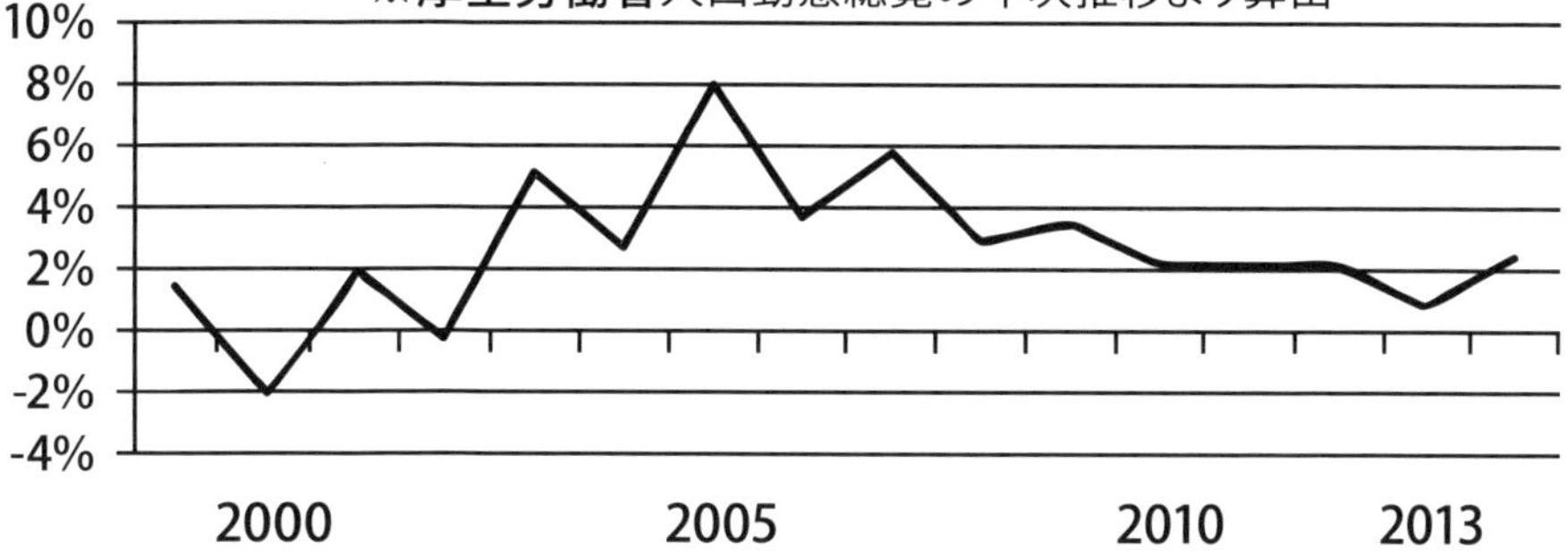

所に届け出るよう定めている。一方で、風疹罹患（疑いを含む）に関連する中絶の動向を把握しようとはしていない。風疹にかかって（感染を疑われて）中絶される「子ども」は、誰にも知られることなく「消される」も同然の現状にあるのだ。

障害があるかもしれない「子ども」の中絶、法的には？

そもそも、日本でなぜ障害がある「子ども」が生まれてくることをおそれて中絶することが許されるのか。母体保護法では、医師が人工妊娠中絶を行うことができる要件を以下のように定めている。

第三章　母性保護

（医師の認定による人工妊娠中絶）

第十四条　（略）医師会の指定する医師（略）は、次の各号の一に該当する者に対して、本人及び配偶者の同意を得て、人工妊娠中絶を行うことができる。

一　妊娠の継続又は分娩が身体的又は経済的理由により母体の健康を著しく害するおそれのあるもの

この条文を見るかぎり、胎児条項（胎児の段階において「障害」の兆候が確認された場合に、妊娠期間の制限なく胎児を中絶することを合法化する規定）が明記されているわけではないことがお分かりいただけると思う。

だが現実には、第14条1を拡大解釈することで、障害がある「子ども」の中絶が認められている。その理屈は、こうだ。胎児が重度の障害を持って出生する可能性が高いと告げられた場合、妊婦は精神的な打撃を受ける。そして、精神的な打撃は身体にも悪影響を及ぼす可能性がある。そうすると、「身体的」理由によって妊娠の継続が母体の健康に著しく害するおそれがあるとの解釈が可能となり、この解釈を通して第14条1の適用に不都合はなくなるというのだ。このように解釈される背景には、母体保護法が定められた目的は妊娠している女性の生命健康の保護のみであり、「子ども」の生命健康については考慮していないことがあるように思われる。

中絶までのプロセスに影響を与えるのは誰？

誰がどんな思いで、中絶決定までのプロセスにかかわるのだろうか。

調べていて感じるのは、「子ども」にとって母親の存在が大きいことだ。

2013年11月22日の毎日新聞朝刊の中では、九州の病院で「新型出生前診断」（出産時35歳以上の高齢妊娠の女性らを対象に血液を採取して、3種の染色体異常の有無を調べる検査）に携わる産婦人科医が、母親たちが「異常なら中絶と決めて検査に来る」ことを明かしている。

母親の周りに、中絶をすすめた人がいたことを示唆する者もいる。CRSの子どもを産んだある女性は、周りから中絶をすすめられたことを明らかにしている。また、加藤茂孝は著書『人類と感染症の歴史』の中で「児の両親よりも児の祖父母（特に母親の母親）の心配が大きく、不安だからとか、娘につらい思いをさせたくないなどの理由で中絶したいというケースが多かった」と明かしている。

また、2013年6月19日の産経新聞朝刊では、第2章でも紹介した西村麻依子さんが産婦人科医から「ほぼ100％障害が出るのに、産むなんてとんでもない。私があなたの旦那なら産ませない」と言われたことを明かしている（その後西村さんが女の子を出産され、その子がかわいらしい女の子に成長していることは第2章で紹介した通りである）。

医師が、中絶を勧めるのはなぜ？

医師はなぜ、中絶を勧めるのか。

中絶を勧めた医師に、不快感を示す妊婦もいる。だが、医師には中絶を勧めざるをえない事情があるように思える。

というのも、過去にＣＲＳの子どもが生まれたことで訴えられ損害賠償を命じられた医師がいるのだ。長くなるが、ここから2つの裁判の資料を引用する。（１）は判決文、（２）は下された判決の内容である。また文中に出てくる「判時」とは法律雑誌『判例時報』の略であり、例えば「判時」９４５号65頁とは『判例時報』９４５号65ページからの引用ということを意味している。

東京地判平４・７・８
判時１４６８号１１６頁

（１）先天性風疹症候群児の出生を予防する途がないことと、先天性風疹症候群の重篤さを考慮すると、原告に対して風疹罹患の有無について確定診断をすべきであったのに、その結果を告げることもないままになったことは、被告が診断義務を尽くさず産婦人科医として尽くすべき注意義務に違背したものである。

（２）原告らは、障害児の親として生きるかどうか、ひいては妊娠を継続して出産すべきかどうか苦悩の選択をするべく、その自己決定の前提となる情報を求めていたのである。被告の債務不履行又は不法行為によってその前提が満たされず、自己決定の利益が侵害されたときには、法律上保護に値する利益が侵害されたものとして、慰謝料の対象になるものと解される。（略）そこで、「自己決定の利益を侵害された」精神的苦痛に対しての慰謝料各４５０万円等を認容。

前橋地判平4・12・15
判時1474号134頁

（1）医師は、妊婦に対して、風疹抗体価の再検査の指示をだすべきであったが、これをなさずに、風疹罹患の可能性を否定するという、当時の医学的常識に反した診断をした点で過失がある。

（2）（略）被告医師の誤診によって、障害児出生に対する精神的準備もできないままに、信頼しきっていた医師の診断に反する先天性風疹症候群児Aの出産をした原告らの精神的苦痛に対して慰謝料各150万円等を認容。

細かくみると2つの判例に違いはあるが、医師に慰謝料の支払いを命じている点では共通している（なお、1983年と1984年にも、CRSの子どもを産んだ母親に対し慰謝料を支払うよう医師に命じる判決が出ている）。きわめて単純化すれば、「CRSの子どもを産んだ母親から訴えられれば、医師は慰謝料を支払わないといけない」という判例が相次いだということになる。

さあ、産婦人科医になったつもりで考えてみよう。あなたの前に、妊娠中に風疹に感染したとはっきり分かっている女性がいる。高い確率で障害がある子どもが生まれてくる。患者は、現時点では医師である自分を信頼してくれている。一方で、障害のある子どもが生まれたことをきっかけに医師を訴えた家族がいる。そして訴えられた医師は、１００％慰謝料を支払う憂き目にあっている。そして、慰謝料を支払うことになった医師の姿は、未来の自分かもしれない。

自分も訴えられ、慰謝料を支払わざるをえなくなるリスクがある。そのリスクをなくすには、障害のある子どもを産ませないことしかない。中絶をすすめよう。

こんなふうに医師が考えていたとしたら、その思考過程に「目の前の患者」はいない。そんな……と思う方もおられるかもしれないが、はたして医師を責められるだろうか。

私たちの奥底に潜む意識は、妥当なもの？

そもそも、法律や判例（に対する拡大解釈）があるから、「風疹による中絶」が行われるのだろうか。私たちがＣＲＳの人たちに向けるまなざしが、中絶に向かわせるのではないだろうか。

先に挙げた判例2には「異常児出産の危険性が認められる場合」とあり、暗にＣＲＳの子どもが異常であることを示している。１９９０年代に医師が書いた論文には、「不幸な先天性風疹症候群の子どもが生まれないように」との一節がある。

ここでこれまでに登場したＣＲＳの人たちを、思い起こしてほしい。おしゃれに目覚めた中学生を、あなたは異常だと思うだろうか。障害がありつつ働いている方を見て、不幸だと思うだろうか。

こんな「現に生きている」人に投げかけることがはばかられるイメージが、多くの方を「風疹による中絶」に向かわせるのではないだろうか。

とはいえ、中絶に反対できぬ現状も

現実に生きているCRSの人とはそぐわないイメージをもとに、「風疹による中絶」が行われてきた。そう思うと残念だが、だからといってたやすく「風疹による中絶」に反対できない事情もある。

将来を悲観されたり育てることに思い悩まれたりして、殺害される障害児（者）がいるのだ。特に目立つのが知的障害、発達障害がある人たちが父母によって殺される事件だ。

そして、CRSでも発達障害があらわれる可能性がある。殺害されるリスクが高い障害があらわれると分かっていて、妊婦が「子ども」を産み育てることを望んでいなかったら……それでも中絶を思いとどまるように訴えることが、いったい誰のためになるというのだろう。

つらい。筆者にもCRSの可能性があり、障害がある。だから、まるで自身の存在を否定されるかのような「風疹による中絶」に反対できないのはつらいけれども、そんな自分だからこそ障害があるがために殺害されるリスクがあることも分かっている。

障害があるからといって、人を殺してはいけませんよ！　こう書いたところで、届かない人には届かないもんなあ。

「障害のある子どもは、生まれてはいけないのか」わだかまりは残るが、風疹に感染する妊婦がいなくなれば中絶するかどうか悩む人は出なくなる。

次章では、「どうすれば風疹で思い悩む人がいなくなる未来」をつくれるのかについて考えてみたい。

つらい、つらい中絶をめぐる旅に、おつきあいいただいてありがとうございました。次章、未来にむかって進む旅にもぜひおつきあいください。

第5章　日本を風疹の患者が出ない国にするために

課題もあった初めての『風疹の日』

２０１７年１月、『風疹ゼロプロジェクト』（日本産婦人科医会が日本産科婦人科学会、日本周産期新生児医学会、国立感染症研究所と協力して立ち上げた）のメンバーが厚生労働省記者クラブで記者会見し、毎年２月４日を『風疹の日』と定め、２月を強化月間として啓発活動を行うと発表した。

風疹に関する啓発活動では、それまで特に活動に力を入れる日がもうけられていなかったから、これは画期的なことであった。

『風疹の日』制定のインパクトは大きくテレビ、ラジオ、インターネットで「後悔することがないように、ワクチンを接種して」とＣＲＳの子どもを育てる（育てていた）母親が訴えるニュースが何度も報じられた。

メディアでさかんに取り上げられるという成果があった『風疹の日』だが、課題もあった。ワクチン不足に対応できなかったのだ。「ＭＲワクチンを接種してほしい」という母親たちの思いもむなしく、受けたくても受けられない人が続出する状況が続いていたのである。そのことを受け、アジア等風疹に感染するおそれが強い地域に行く場合、輸入されている海外製のＭＭＲワクチンを受けるように呼びかけるところはほとんどなかった。近年風疹が流行している国があること、海外で麻疹に感染し帰国後に発症する人が相次いでいることから、特に外務省や旅行会社には海外渡航の際は感染症に注意するよう呼びかけてもらいたい。

啓発には、こんな課題も

どんなふうに予防接種の必要性を訴えるのかも、課題がある。ＮＨＫの『ストップ風疹プロジェクト』のスローガンは、「赤ちゃんを守れ」。厚生労働省も「未来の赤ちゃんを守れます」といったフレーズを使って、接種を呼びかけている。

だが、ワクチン接種によって守られるのは、「生まれてくる赤ちゃん」だけではない。守られるのは、まず接種を受けた人自身だ。風疹は、まれにではあるが重症化するおそれがある病気だ。もっとそのことを多くの人に伝え、予防接種を呼びかけた方がいいのではないか。

ポスターにも、工夫をこらしてほしい。特に国立感染症研究所は接種を呼びかけるポスターを毎月発表しているが、小さな子どもがいる家族が描かれているものばかり。独身の人にも、夫婦2人で生きている人にも予防接種が必要なのになぜ？　ワクチン接種に関して「関係ない人はいない」のに、どれも似たり寄ったりなのはなぜ？　結婚・出産していない人を意識したものやアニメキャラクターが接種を呼びかけるものなど、とにかく「印象に残る」ポスターを作ってほしい。

ワクチン接種を訴える「場」を増やしていくことも、重要だ。

２０１３年5月には「ＳＫＥ４８」（名古屋・栄を拠点に活動するアイドルグループ。秋元康が総合プロデュースを手がけるＡＫＢ４８の姉妹グループの１つ）のメンバーが風疹にかかって入院した後、運営事務局がブログで『ストップ風疹プロジェクト』について紹介したことがある。さらに、メンバーが公演などで『プロジェクト』について紹介する機会がもうけられるとうれしい。チケットを販売する企業などが、大人数が集まるイベントに行くなら特に風疹などの感染症に関する対策を万全にと呼びかけてもらえるとありがたい。

より受けやすく

「より受けやすく」受けられるような対策も、必要だと思われる。

近年、定期接種を子どもに受けさせていない保護者が多数いることが、明らかになってきた。東京都足立区が２０１６年５月に明らかにした「子どもの健康・生活実態調査」によると、麻疹や風疹の予防接種を受けていない「生活困窮世帯」（世帯年収３００万円未満など区が示した３つの条件のうち、１つでも当てはまる世帯）の子どもの割合は、非生活困難世帯の子どもの約２倍だった。生活困難世帯には特に日中働いているため時間が取れず、子どもを予防接種に連れて行けない親が多いとみられる。

親が受けさせに行くことができず、定期接種の機会を逃してしまうのはあまりにも切ない。１歳半検診や就学前検診にあわせて予防接種を行えるようにするなど、より「気軽に」受けさせられるようになってほしい。

抗体保有率が低い大人についても、「より安く、より受けやすく」受けられることが必要になる。

まず「より安く」受けられるになればと思う。日本では任意接種のワクチンを受けるのは実費負担で、ＭＲワクチンを定期接種期間外に受けようとすれば１万円程度かかる。自治体の中には費用補助を行っているところもあるが、一部にとどまる。大人も国費で接種できるようにすべきとの意見もあるが、財政難にあえいでいる国に負担を求めるのも難しい。

そこで提案したいのが、基金の創設だ。

厚生労働省は日本財団などと連携し２０１６年に、『子供の未来応援基金』をスタート。企業などから寄付を受け、子どもを草の根で支えている民間団体を支援するため集まった支援金を交付する取り組みを進めている。

予防接種費用についてもこの基金と同じ仕組みで、支援金を募ることができないだろうか。基金を元手に、東京都や大阪府の企業を対象に従業員にワクチンの集団接種を行う。そうすれば、流行が起これば患者が続出しかねない大都市圏で予防接種を受ける人が増えていくだろう。基金からスタッフの人件費を捻出し、夜間・休日にワクチン接種を受けられる病院の増加をうながすのもいいだろう。

みんなが啓発の「主人公」に

風疹に関する啓発は、だれもが気軽にできることでもある。

読み終えたら、本書の感想を家族や友人に伝え、SNSに書き込んで多くの人たちと共有してほしい。そして予防接種を受けていないあなた、いくら本書を読んでも風疹の抗体はできません。予防接種を、ぜひ受けに行きましょう。インターネットを使えるなら「風疹　予防接種（およびお住まいの市町村名）」をグーグルなどの検索エンジンに入力して検索してみてください。もしかしたらお住まいの自治体は、ワクチン接種の費用を補助してくれるかもしれませんよ。

ここからは最後まで、「です・ます調」で突っ走ります。

口コミの効果って、どのくらい大きいかご存じですか？

「広告の10倍にもなる」と指摘する人もいます。大きいですよね。そして、あなたもその発信源になることができます。単に予防接種を受けようと呼びかけるのは、気が引けるかもしれません。『コウノドリ』を読んだけど、予防接種受けた方がいいんだってね」とさもマンガで知ったかのように、話をするといいのではないかと思います。興味を持ってくれた人に、予防接種の話題を続けてもいいでしょう。

SNSを使っているなら風疹にまつわる記事を紹介することで、啓発に協力することができます。ツイッターでは、『ストップ風疹』（@ stop-fuushin）のアカウントが、継続的に風疹に関する情報を発信しています。フェイスブックでは『ストップ風疹　～赤ちゃんを守れ～』（https://www.facebook.com/stopfushin/?fref=ts）のページで、風疹をはじめとする感染症に関する情報が発信されています。ぜひフォローして気に入った記事を見つけたらリツイート、シェアしてみてください。

東京オリンピックまで、あと2年。会場建設など準備は着々と進んでいますが、オリンピックまでに風疹を排除するという目標に向かって進んでいるようには思えません。

みんなの力で一刻も早くこの目標を、達成しましょう。

5章にわたる「風疹をめぐる旅」、いっしょにかけぬけてくれてありがとうございました。

この旅を山登りに例えるなら、9合目まで登り切りました。山頂までは、もうすこしです。

あとがきという山道を登り切って、いっしょに山頂に行きましょう。

あとがき・参考文献・著者略歴
テキストデータ引き換え券

あとがき

私が作家として認められるようになるのは、いつの日になるだろうか。

当初、作家志望であることに、私は引け目を感じていた。毎日自宅でパソコンに向かい続ける姿は、はっきりいって何の目的もなく過ごしているひきこもりと変わらない。そんな自分を周りに見せることなく、１人で執筆をすすめようと思っていた。やがて、執筆は息詰まった。

そんな私に力をくれたのが、友人たちだった。英文で書かれた医学雑誌を読むといいというアドバイスのおかげで、日本が「笑われる国」になったことを知ることができた。

そして何より、読者のみなさんに感謝したい。名前を聞いたことがないであろう筆者のデビュー作に、最後までよくおつきあいいただいた。原稿を出してくれる出版社があって、それを置いてくれる書店があって、さらにそれに手をとって読んでくれる読者がいることで、私は「作家」になれるのだ。

本作に関わっていただいたみなさん、ほんとうに、ほんとうにありがとうございました。

以上、「風疹をめぐる旅」はここでおしまいです。

読者のみなさんが風疹にかかることなく、健康に過ごせることを願って

２０１８年８月　金子　あつし

参考文献

■複数の章にわたり参考にしたもの

加藤茂孝（２０１３）『人類と感染症の歴史』丸善出版

国立感染症研究所『先天性風しん症候群（ＣＲＳ）の報告（２０１４年10月8日現在）』
http://www.nih.go.jp/niid/ja/rubella-m-111/rubella-top/700-idsc/5072-rubella-crs-20141008.html

国立感染症研究所『風疹流行および先天性風疹症候群の発生に関するリスクアセスメント第二版（２０１３年９月30日）』
http://www.nih.go.jp/niid/ja/rubella-m-111/rubella-top/2145-rubella-related/3980-rubella-ra-2.html

日本産婦人科医会『〝風疹ゼロ〟プロジェクト　キックオフ！２０２０年　東京オリンピック・パラリンピックに向けて』
http://www.jaog.or.jp/rubella/

NHK NEWS WEB ストップ風疹 ～赤ちゃんを守れ～
http://www.nhk.or.jp/d-navi/stopfushin/index.html

THE HISTORY OF VACCINESAN EDUCATIONAL RESOURCE BY THE COLLEGE OF PHYCISIANS OF PHILADEILPHIA Rubella
http://www.historyofvaccines.org/content/articles/rubella

■第1章

高久史麿・猿田享男・北村惣一郎・福井次矢〈総合監修〉（２０１０）『家庭医学大全科：BIG DOCTOR』法研

庵原俊昭「わが国におけるプレパンデミックワクチン開発の現状と臨床研究」『国立感染症研究所感染症情報センター平成20年度感染症危機管理研修会資料』
http://idsc.nih.go.jp/training/20kanri/pdf/Sep.18_4.pdf

清益功浩「ＭＲワクチン（麻疹・風疹）の接種時期・副作用」『ＡｌｌＡｂｏｕｔ　健康・医療』　https://allabout.co.jp/gm/gc/379447/

国立感染症研究所『風疹Ｑ＆Ａ』　http://www.nih.go.jp/niid/ja/rubellaqa.html

国立感染症研究所『感染症発生動向調査（ＩＤＷＲ）速報グラフ（ＰＤＦ）２０１７年（第24週）』
https://www.niid.go.jp/niid//images/idsc/disease/rubella/2017pdf/rube17-24.pdf

国立感染症研究所感染症疫学センター『風疹とは』
http://www.niid.go.jp/niid/ja/kansennohanashi/430-rubella-intro.html

国立感染症研究所『年齢/年齢群別の風疹抗体保有状況　２０１６年～２０１６年度感染症流行予測調査より～』
https://www.niid.go.jp/niid/images/epi/yosoku/Seroprevalence/r2016serum.pdf

第一三共株式会社『はしか風しん混合生ワクチン「北里第一三共」』並びに『はしか生ワクチン「北里第一三共」』の自主回収について
http://www.daiichisankyo.co.jp/news/detail/006368.html

■第2章
石弘之（2014）『感染症の世界史』洋泉社
岩田健太郎（2009）『麻疹が流行する国で新型インフルエンザは防げるのか』亜紀書房
厚生労働省（2007）「ワクチン産業ビジョン：感染症対策を支え、社会的期待に応える産業像を目指して」
五味文彦・西田友広・本郷和人（2010）『現代語訳吾妻鏡〈9〉執権政治』吉川弘文館
手塚洋輔（2010）『戦後行政の構造とディレンマ　予防接種行政の変遷』（藤原書店）
灰谷健次郎（1988）『灰谷健次郎の本　全集版第19巻（エッセイ集1）』理論社
MMRワクチン薬害事件弁護団〈編著〉（2007）『MMRワクチン薬害事件――新3種混合ワクチンの軌跡』（MMRワクチン薬害事件弁護団）
東京でも流行のきざし　風しん　学級閉鎖が急増　朝日新聞　1976年2月23日夕刊
〈私のコミック履歴書〉女優　松岡茉優さん　朝日新聞　2015年10月21日朝刊
「風疹」脅威ジワリ　妊婦感染で子に障害の恐れ・・・厚労省が警戒強化　読売新聞　2004年5月16日朝刊
五十嵐隆・宮崎千明・渡辺博他（2007）「座談会　わが国の予防接種の現状と今後」『日本医師会雑誌』135巻10号
伊藤康彦（2009）「ムンプスワクチンの開発と開発過程における問題点」『小児感染免疫』21巻3号
植田浩司（2008）「日本の風疹・先天性風疹症候群の疫学研究―偶然との出会い―」『小児感染免疫』20巻2号

上田重晴（２００６）「教育セミナー１　わが国から麻しんと風しんをなくすために——ＭＲワクチンの開発」『小児保健研究』65巻2号

斎藤貴男（１９９２）「新三種混合ワクチンは安全か？」『文藝春秋』１９９２年7月号

橋本裕美（２００８）「ムンプス難聴と日本におけるムンプスワクチンの問題」『外来小児科』11巻3号

堀田毅ほか（１９７７）「１９７６年の大阪市における風疹流行」『生活衛生』21号

GALAZKA（１９９１）Rubella in Europe　Epidemiology & Infection　Vol.107

Harumi Gomi・Hiroshi Takahashi（２００４）「Why is measles still endemic in Japan?」『Lancet』Vol.364,No.9431

Hiroshi Takahashi Hiroshi Saito（２００８）「Measles Exportation From Japan to the United States, 1994 to 2006」『Journal of TRAVEL MEDICINE』Vol.15,No.2

Stanley A.Plotkin（２００６）The History of Rubella and Rubella Vaccination Leading Elimination Clinical infectious Diseases43（Supplement_3）

石川雅之（作）・岩田健太郎（監修）（２０１３）「風疹が大変暴れている！」
http://nlab.itmedia.co.jp/nl/articles/1305/15/news152.html

一戸貞人ほか（２００６）「高等学校における麻しん集団感染事例—千葉県」『IASR』27巻9号
http://idsc.nih.go.jp/iasr/27/319/pr319h.html

上昌広「東京五輪を成功させるには、予防接種体制を充実しなければならない」『SYNODOS ２０１４年2月12日』
http://blogos.com/article/80154/

内田明香「2013年04月01日（月）風疹大流行　予防接種に壁」『NHK生活情報ブログ』
http://www.nhk.or.jp/seikatsu-blog/400/150892.html
倉田貴子ほか（2011）「大阪府内における2011年の風疹患者発生状況」『IASR』32巻9号
http://idsc.nih.go.jp/iasr/32/379/pr3797.html
国立感染症研究所　感染症情報センター（2003）「風疹の現状と今後の風疹対策について」
http://idsc.nih.go.jp/disease/rubella/rubella.html
国立感染症研究所（2006）「風疹と先天性風疹症候群の排除（elimination）、1969～2004—米国」『IASR』27巻4号
http://idsc.nih.go.jp/iasr/27/314/fr3141.html
国立感染症研究所（1990）「乾燥弱毒生麻しんおたふくかぜ風しん混合ワクチンの接種について」『IASR』11巻120号
http://idsc.nih.go.jp/iasr/CD-ROM/records/11/12003.htm
国立感染症研究所（1985）「〈特集〉麻しん」『IASR』6巻63号
http://idsc.nih.go.jp/iasr/CD-ROM/records/06/06301.htm
国立感染症研究所（2012）「注目すべき感染症—麻しん・風しん2012年第1～15週—」『IDWR』2012年第15号
https://www.niid.go.jp/niid/ja/measles-m/measles-idwrc/2009-idwrc-1215m.html
国立感染症研究所（2013）「発生動向総覧」『IDWR』2013年第6号
https://www.niid.go.jp/niid/images/idwr/kanja/idwr2013/idwr2013-06.pdf
国立感染症研究所（2013）「発生動向総覧」『IDWR』2013年第8号

https://www.niid.go.jp/niid/images/idwr/kanja/idwr2013/idwr2013-08.pdf

国立感染症研究所（２０１３）「発生動向総覧」『ＩＤＷＲ』２０１３年第９号
https://www.niid.go.jp/niid/images/idwr/kanja/idwr2013/idwr2013-09.pdf

国立感染症研究所（２０１３）「発生動向総覧」『ＩＤＷＲ』２０１３年第16号
https://www0.niid.go.jp/niid/idsc/idwr/IDWR2013/idwr2013-16.pdf

社団法人日本小児科学会「要望書 DPT, MR 等混合ワクチンの推進に関する要望（既罹患者への混合ワクチン接種）」
http://www.jpeds.or.jp/uploads/files/070824_dptmr.pdf#search='%E9%BA%BB%E7%96%B9%E3%83%BB%E9%A2%A8%E7%96%B9%28MR%29%E6%B7%B7%E5%90%88%E3%83%AF%E3%82%AF%E3%83%81%E3%83%B3%E3%81%AE%E6%8E%A5%E7%A8%AE%E5%8A%B9%E6%9E%9C%E3%83%BB%E5%AE%89%E5%85%A8%E6%80%A7%E3%83%BB%E6%8E%A5%E7%A8%AE%E7%8E%87%E3%81%AB%E9%96%A2%E3%81%99%E3%82%8B%E7%A0%94%E7%A9%B6'

東京都結核・感染症サーベイランス委員会（１９９７）「感染症サーベイランス事業報告書（平成９年）」
http://idsc.tokyo-eiken.go.jp/assets/year/1997.pdf

中島一敏ほか（２００６）「２０００～２００５年の風疹および先天性風疹症候群の発生動向とその関連性」『IASR』27巻4号
http://idsc.nih.go.jp/iasr/27/314/dj3145.html

本多めぐみ「２００６年の茨城県南部における麻疹集団発生とその対応」『IASR』28巻9号
http://idsc.nih.go.jp/iasr/28/331/dj3316.html

松岡康子「２０１２年06月11日（月）風しん患者過去５年で最多　妊婦さん要注意！」『ＮＨＫ生活情報ブログ』
http://www.nhk.or.jp/seikatsu-blog/400/122750.html#more

松岡康子「２０１２年07月25日（水）風疹流行、妊婦感染のケースも」『ＮＨＫ生活情報ブログ』
http://www.nhk.or.jp/seikatsu-blog/400/127098.html#more

松岡康子「２０１３年02月01日（金）妊婦が風疹　赤ちゃんに障害」『ＮＨＫ生活情報ブログ』
https://www.nhk.or.jp/seikatsu-blog/400/144996.html

「岡山県が初の風疹会議　昨年の流行受け対策協議」『岡山県の医療健康ガイド　MEDICA』２０１４－６－５
http://medica.sanyonews.jp/article/3801/

日本から帰国の台湾女性、風疹発症 今年初の輸入症例　フォーカス台湾　２０１３－４－９
フォーカス台湾 NEWS　CHANNEL
http://japan.cna.com.tw/news/aall/201304090005.aspx

参議院厚生労働委員会（２０１３）「平成二十五年五月二十一日第１８３回国会　厚生労働委員会会議録　第７号」参議院
http://kokkai.ndl.go.jp/SENTAKU/sangiin/183/0062/18305210062007a.html

松岡康子「２０１３年06月24日（月）風疹の緊急対策を母親らが要望」『ＮＨＫ生活情報ブログ』
http://www.nhk.or.jp/seikatsu-blog/400/159788.html

国立感染症研究所（２０１３）水痘・帯状疱疹とそのワクチン『IASR』34巻10号
http://www.nih.go.jp/niid/ja/id/787-disease-based/sa/varicella/idsc/iasr-topic/4043-

tpc404-j.html
浅沼一成（2017）「あさコラム vol.40　感染症エクスプレス@厚労省 2017年2月3日」
http://www.mhlw.go.jp/stf/seisakunitsuite/bunya/0000168175.html
国立感染症研究所（2013）「発生動向総覧」『IDWR』2013年第26号
https://www0.niid.go.jp/niid/idsc/idwr/IDWR2013/idwr2013-26.pdf
国立感染症研究所（2013）「発生動向総覧」『IDWR』2013年第33号
https://www.niid.go.jp/niid/ja/idwr-latest/2226-2013/3866-idwr-2013-33.html

■第3章

かづきれいこ（2008）『自分の顔が好きですか？（YA心の友だちシリーズ）』PHP研究所
名木田恵子（著）・三村久美子（イラスト）（1999）『赤い実はじけた（PHP創作シリーズ）』PHP研究所
［松井からMATSUIへ］米大リーグ／1　変身　チーム貢献で存在感　毎日新聞　2003年10月29日朝刊
乙訓輝実・小田浩一「表情変化の時間と観察者の視力が感情の知覚にあたえる影響」『第23回視覚障害リハビリテーション研究発表大会抄録集』
http://www.jarvi.org/guests/docs/2014/jarvi2014conf.pdf#search='%E8%A6%96%E8%A6%9A%E9%9A%9C%E5%AE%B3%E3%83%AA%E3%83%8F%E3%83%93%E3%83%AA%E3%83%86%E3%83%BC%E3%82%B7%E3%83%A7%E3%83%B3%E7%A0%94%E7%A9%B6%E5%A4%A7%E4%BC%9A+%E4%BA%AC%E9%83%BD+%E6%8A%84%E9%8C%B2'

厚生労働省職業安定局若年者雇用対策室　平成15年度大学等卒業者就職状況調査（平成16年4月1日現在）について
http://www.mhlw.go.jp/houdou/2004/05/h0513-1.html

第一生命経済研究所「企業の障害者雇用に関する調査」『第一生命NEWS宅急便』
http://group.dai-ichi-life.co.jp/dlri/ldi/news/news0703.pdf#search='%E9%9A%9C%E5%AE%B3%E8%80%85%E3%81%AE%E9%9B%87%E7%94%A8%E3%81%AB%E9%96%A2%E3%81%99%E3%82%8B%E8%AA%BF%E6%9F%BB'

内閣府障害者施策担当「『障害のある当事者からのメッセージ（知ってほしいこと）』の集計結果」
http://www8.cao.go.jp/shougai/kou-kei/toujisha/siryo02.html

日本弱視斜視学会「一般のみなさまへ　斜視・弱視の病気の説明 ― 弱視」
https://www.jasa-web.jp/general/medical-list/amblyopia#amblyopia_5

BOOK Wiki Portal「感染症の致死率一覧」
http://seesaawiki.jp/book-wiki/d/%B4%B6%C0%F7%BE%C9%A4%CB%A4%E8%A4%EB%C3%D7%BB%E0%CE%A8%B0%EC%CD%F7

MEMORVA（メモルヴァ）「新生児・乳児死亡率、国別順位 - WHO 世界保健統計2015年版」
http://memorva.jp/ranking/unfpa/who_whs_2015_neonatal_infant_mortality_rate.php

Dan Tylicki「Every MLB Team's Greatest Success Story」『Bleacher Report』
http://bleacherreport.com/articles/1208948-every-mlb-teams-greatest-success-story#slide20

■第4章

〈新出生前診断〉悩み抜いて中絶…やるせなさ募る医療現場　毎日新聞　2013年11月22日朝刊

【人生の楽譜（6）】出生前診断、迫られる現実の選択…障害判明、中絶を「安易」とする意見は「当事者でない人の他人事」　産経新聞　2014年5月4日　産経WEST
http://www.sankei.com/west/news/140504/wst1405040064-n4.html

風疹　妊娠中感染「医師から中絶迫られた」産経新聞　2013年6月19日　朝刊

土屋敦（2004）「日本社会における「胎児をめぐる生命主義」の源流―1960年代優生保護法論争をめぐって」『ソシオロゴス』28号

東京地裁判決　1992年7月8日　判例時報1468号

前橋地裁判決　1992年12月15日　判例時報1474号

『世界の終わり』『幻の命』

厚生労働省人口動態統計年報　人口動態総覧の年次推移
http://www.mhlw.go.jp/toukei/saikin/hw/jinkou/kakutei14/dl/04_h2-1.pdf

厚生労働科学研究費補助金新興・再興感染症研究事業分担研究班「風疹流行および先天性風疹症候群の発生抑制に関する緊急提言」
http://www.eiken.pref.kanagawa.jp/003_center/0306_topics/files/040913_fushin.pdf#search=%27%E9%A2%A8%E7%96%B9%E6%B5%81%E8%A1%8C%E3%81%8A%E3%82%88%E3%81%B3%E5%85%88%E5%A4%A9%E6%80%A7%E9%A2%A8%E7%96%B9%E7%

97%87%E5%80%99%E7%BE%A4%E3%81%AE%E7%99%BA%E7%94%9F%E6%8A%91%E5%88%B6%E3%81%AB%E9%96%A2%E3%81%99%E3%82%8B%E7%B7%8A%E6%80%A5%E6%8F%90%E8%A8%80%27

国立感染症研究所（２００２）『ＩＤＷＲ』２００２年第21週号
http://idsc.nih.go.jp/idwr/kanja/idwr/idwr2002-21.pdf#search=%27%E3%80%8E%EF%BC%A9%EF%BC%A4%EF%BC%B7%EF%BC%B2%E3%80%8F%EF%BC%92%EF%BC%90%EF%BC%90%EF%BC%92%E5%B9%B4%E7%AC%AC21%E9%80%B1%E5%8F%B7%2

M K Serdula, J S Marks, K L Herrmann, W A Orenstein, A D Hall, and M R Bomgaars「Therapeutic abortions following rubella infection in pregnancy: the potential impact on the incidence of congenital rubella syndrome.」『American Journal of Public Health』74（11）
https://www.ncbi.nlm.nih.gov/pmc/articles/PMC1652044/

■第５章

足立区立小の１年生児童、４人に１人「生活困難世帯」　産経ニュース　２０１６年５月10日
http://www.sankei.com/region/news/160510/rgn1605100078-n1.html

著者略歴

金子　あつし（かねこ　あつし）

１９８３年生まれ。フリーライター。一般企業等勤務をへて、２０１５年から現職。ＣＲＳ（先天性風疹症候群）と診断されてはいないが、風疹が流行した翌年の生まれで先天白内障により視覚に障害がある。メディア等で風疹の排除にむけた取り組みの必要性を訴えているほか、視力が低くて目が見えにくい「弱視」の啓発に力を入れている。

ホームページ　ｐｈときめき資料館　http://phsiryoukan.client.jp/

＜本書のテキストデータ引き換えについて＞

視覚障害その他の理由で必要とされる方からお申し出がありましたら、メールで本書のテキストデータを提供します。

なお、個人使用目的以外の利用および営利目的の利用は認めません。

ご希望の方は、ご自身のメールアドレスを明記したメモと下の『風疹をめぐる旅』テキストデータ引き換え券（コピー不可）を同封のうえ、下記の宛先までお申し込みください。

＜宛先＞

〒 379-1611
群馬県利根郡みなかみ町鹿野沢 637 鹿野沢団地M - 203
読書日和
『風疹をめぐる旅』テキストデータ係
（担当：福島）

『風疹をめぐる旅』テキストデータ引換券

風疹をめぐる旅
～消される「子ども」・「笑われる」国～

著者　金子あつし
発行者　福島憲太
発行日　二〇一八年九月二十五日
定価　一六〇〇円（税別）
発行所　読書日和

所在地　〒三七九－一六一一
群馬県利根郡みなかみ町鹿野沢六三七　鹿野沢団地M―二〇三
Eメール　dam7630@yahoo.co.jp
ホームページ　http://dokubiyo.com

印刷・製本　株式会社シナノパブリッシングプレス
ブックデザイン　亜久津歩
ISBN　978-4-9910321-03 C0047
JASRAC 出 1711961-701